Hinneburg

Beratungspraxis

Diabetes mellitus

W0223624

Beratungspraxis
Diabetes mellitus

Iris Hinneburg,
Halle

Mit 5 Abbildungen und 30 Tabellen

Deutscher Apotheker Verlag

Anschrift der Autorin
Dr. Iris Hinneburg
Wegscheiderstr. 12
06110 Halle
E-Mail: medizinjournalistin@gmx.net

Alle Angaben in diesem Buch wurden sorgfältig geprüft. Dennoch können die Autorin und der Verlag keine Gewähr für deren Richtigkeit übernehmen.

Ein Markenzeichen kann warenzeichenrechtlich geschützt sein, auch wenn ein Hinweis auf etwa bestehende Schutzrechte fehlt.

Bibliografische Information der Deutschen Nationalbibliothek
Die Deutsche Nationalbibliothek verzeichnet diese Publikation in der Deutschen Nationalbibliografie; detaillierte bibliografische Daten sind im Internet unter http://dnb.d-nb.de abrufbar.

Jede Verwertung des Werkes außerhalb der Grenzen des Urheberrechtsgesetzes ist unzulässig und strafbar. Das gilt insbesondere für Übersetzungen, Nachdrucke, Mikroverfilmungen oder vergleichbare Verfahren sowie für die Speicherung in Datenverarbeitungsanlagen.

1. Auflage 2011
ISBN 978-3-7692-5107-4

© 2011 Deutscher Apotheker Verlag
Birkenwaldstraße 44, 70191 Stuttgart
www.deutscher-apotheker-verlag.de

Printed in Germany

Satz: primustype Hurler GmbH, Notzingen
Druck und Bindung: Beltz Druckpartner, Hemsbach
Umschlaggestaltung: deblik, Berlin

Vorwort

Für das Jahr 2025 rechnet die International Diabetes Federation mit 333 Millionen Diabetikern weltweit, davon etwa 90% Typ-2-Diabetiker. Diese rasante Zunahme der Erkrankung spiegelt sich auch heute schon in der öffentlichen Apotheke wider. Gleichzeitig stellen sich damit für das pharmazeutische Personal zwei große Aufgaben: Zum einen sollen Apotheker und PTAs Kunden mit einem metabolischen Syndrom zu ihrem Lebensstil beraten, um den Ausbruch von Typ-2-Diabetes zu verhindern. Zum anderen hilft die Therapiebegleitung in der Apotheke bei einem bereits manifesten Diabetes, Folgeschäden zu verhindern oder zumindest zu verzögern.

Beide sind herausfordernde Gebiete: Einen Lebensstil, der sich über einen Zeitraum von vierzig oder fünfzig Jahren herausgebildet hat, legt man nicht durch zehn Schulungsstunden ab. Hier kann sich die Präsenzapotheke damit profilieren, dass sie bei Fragen zur Verfügung steht und auch aktiv nachfragt bzw. den Diabetiker zu kleinen, aber nachhaltigen Veränderungen ermutigt. Ein Diabetiker kann nur dann eine zufriedenstellende Lebensqualität erreichen (in körperlicher wie in psychischer Hinsicht), wenn er sich nicht als Patient versteht (also als jemand, der die Krankheit und die Behandlung »erleidet«), sondern sich als sein eigener »Gesundheitsmanager« begreift, der die Erkrankung aktiv angeht und Verantwortung für die Therapie übernimmt. Das ist kein leichter Weg, der intensiv begleitet werden muss – hier ist das pharmazeutische Personal dazu herausgefordert, ein solcher Wegbegleiter zu sein, der den Diabetiker nicht bevormundet oder belehrt, sondern für Ängste und Therapieschwierigkeiten ein offenes Ohr hat und kompetent weiterhelfen kann.

Dieses Beratungsbuch soll eine Hilfe dazu sein. Neben einem kurzen Kompendium zur Erkrankung Diabetes sowie der Therapie finden sich in der Randspalte Beispiele für Beratungssätze. Durch die Beratungssätze sollen Sie selbst Ideen entwickeln, wie Sie die wichtigen Informationen im Beratungsgespräch an Ihre Kunden weitergeben können. Vielleicht haben Sie selbst noch einen besseren Vorschlag, wie sich Beratungstipps fundiert und verständlich kommunizieren lassen? Auch für eigene Notizen ist hier Platz.

An der Entstehung dieses Buches haben viele Menschen Anteil: Ich danke allen Diabetikern in meiner Familie sowie unter Freunden und Bekannten, die bereitwillig Auskunft über die »andere Seite des HV-Tisches« gegeben haben. Viele Kolleginnen haben aus ihrem Alltag in der Offizin berichtet, welche praktischen Probleme auftreten. Und nicht zuletzt haben die Lektorinnen des DAV, Frau Dr. Milek und Frau Keller, durch die gute Vorbereitung und Betreuung des Projektes dazu beigetragen, dass das Buch fertiggestellt werden konnte.

Halle, im Herbst 2010 — Dr. Iris Hinneburg

Inhaltsverzeichnis

Abkürzungsverzeichnis

BMI	Body Mass Index, Körpermasse-Index
CYP	Cytochrom P_{450}
DDG	Deutsche Diabetes Gesellschaft
DPP	Dipeptidylpeptidase; Enzym, das GLP-1 abbaut
EKG	Elektrokardiogramm
GIP	glucose-dependent insulinotropic peptide, glucoseabhängiges insulinotropes Peptid
GLP	glucagon-like peptide, glucagonähnliches Peptid
HDL	high densitiy lipoprotein, Lipoprotein mit hoher Dichte
IQWiG	Institut für Qualität und Wirtschaftlichkeit im Gesundheitswesen
KHK	Koronare Herzkrankheit
LADA	Latent Autoimmune Diabetes of the Adult, spät auftretender Typ-1-Diabetes
LDL	low density lipoprotein, Lipoprotein mit niedriger Dichte
MODY	Maturity Onset Diabetes of the Young, Typ-2-ähnliche Diabetesform bei Kindern und Jugendlichen
NPH	neutrales Protein Hagedorn; Verzögerungszusatz für Insulin
NYHA	New York Heart Association
oGTT	oraler Glucose-Toleranz-Test
pAVK	periphere arterielle Verschlusskrankheit

1 Anatomie und Physiologie

Um das Krankheitsbild Diabetes verstehen zu können, benötigen die Patienten Informationen, wie der Körper Kohlenhydrate verarbeitet. Neben dem eigentlichen Verdauungsvorgang spielen dabei verschiedene Hormone eine wichtige Rolle. Die Beratung in der Apotheke soll Diabetikern ermöglichen, die Regulierung des Blutzuckerspiegels im Körper zu verstehen, damit die Patienten aktiv an der Krankheitsbewältigung mitwirken können.

1.1 Kohlenhydrat-Stoffwechsel

Die wichtigste Quelle für Kohlenhydrate in der Nahrung bildet Stärke. Stärke ist ein Polysaccharid (Mehrfachzucker), das aus Glucose-Einheiten aufgebaut ist. Dabei unterscheidet man unterschiedliche Formen, die geradkettige Amylose und das verzweigtkettige Amylopektin. Kleinere Anteile der zugeführten Kohlenhydrate entfallen auf die Disaccharide Saccharose und Lactose. Daneben werden auch geringe Mengen an Monosacchariden in Form von Glucose und Fructose verzehrt, außerdem das tierische Glykogen, das wie Stärke aus Glucose-Einheiten aufgebaut ist.

Der Amylose-Anteil der Stärke wird durch 1,4-α-Amylase im Speichel sowie im Pankreassaft zu Maltose und Maltotriose gespalten. Diese werden wie Amylopektin, Lactose, Glykogen und andere Kohlenhydrate durch Bürstensaum-Enzyme der Darmzellen abgebaut, so dass die Monosaccharide (Einfachzucker) Glucose, Fructose und Galactose entstehen. Ballaststoffe wie Cellulose können durch den menschlichen Verdauungstrakt nicht abgebaut werden, da die Verknüpfung der einzelnen Glucose-Moleküle durch die Verdauungsenzyme nicht gespalten werden kann.

Die Einfachzucker werden im Dünndarm über unterschiedliche Wege resorbiert: Glucose und auch Galactose werden unter Beteiligung von Natriumionen aktiv durch die Zellmembranen transportiert. Für Fructose existiert ein Carrier, der die Diffusion erleichtert. Ein Teil der Fructose wird bei der Resorption durch die Epithelzellen des Dünndarms in Glucose umgewandelt. Auf diesem Weg können die Monosaccharide über die Darmzotten die Blutbahn erreichen und in die Leber gelangen. Die Leberzellen wandeln den Großteil der verbliebenen Fructose und praktisch die gesamte Galactose in Glucose um.

Stärke, wie sie etwa in Brot, Nudeln oder Kartoffeln vorkommt, muss vom Körper erst in einzelne Zuckerteile gespalten werden, bevor sie verwertet werden können. Traubenzucker dagegen geht direkt ins Blut.

Stärke und die meisten anderen Zuckerarten werden zu Traubenzucker abgebaut, deshalb erhöhen sie auch den Blutzuckerspiegel.

Ballaststoffe können vom Körper nicht gespalten werden und erhöhen deshalb den Blutzuckerspiegel nicht.

Fruchtzucker wird im Körper teilweise zu Traubenzucker umgebaut. Deshalb müssen Sie auch die Süße aus Früchten bei Ihrer Kohlenhydratberechnung mit einbeziehen.

Der Körper braucht Zucker zur Energiegewinnung. Er kann ihn teilweise in der Leber zwischenspeichern. Wenn Sie mehr Zucker zu sich nehmen, als benötigt wird, baut der Körper den Zucker in Fett um und kann ihn so im Fettgewebe ablagern.

Glucose wird mit Hilfe von Glucosetransportern in die Zellen aufgenommen. Insulin sorgt dafür, dass diese Glucosetransporter in die Zellmembran eingebaut und damit die Glucoseaufnahme in die Zellen ermöglicht wird. Lediglich in Leber- und Nervenzellen kann Glucose unabhängig von Insulin aufgenommen werden. Glucose dient in den Zellen über verschiedene Stoffwechselwege (Glykolyse, Citratzyklus, Atmungskette) der Energiegewinnung. Liegt mehr Glucose als nötig vor, wird ein Teil in Form von Glykogen in der Leber und der Muskulatur gespeichert und kann bei Bedarf abgerufen werden. Allerdings ist die Speicherkapazität für Glykogen begrenzt, so dass weitere Glucose in Triglyceride umgebaut und im Fettgewebe abgelagert wird. Die Leber selbst produziert im Rahmen der Gluconeogenese etwa zehn Gramm Glucose pro Stunde.

1.2 Regulation des Blutzuckerspiegels

Zahlreiche Hormone sind an der Regulation des Blutzuckers beteiligt.

Im Körper laufen komplexe Prozesse ab, um den Blutglucosespiegel auf einem Nüchternwert von 3,05–5,55 mmol/l (55–100 mg/dl) zu halten. An der Regulation sind zahlreiche Hormone beteiligt. Die höchste Bedeutung kommt dabei Insulin, Glucagon und den Inkretinen zu. Daneben beeinflussen aber auch Adrenalin und Cortisol aus der Nebenniere, Somatropin aus der Hypophyse sowie Amylin aus den B-Zellen des Pankreas den Blutzuckerspiegel.

In Stress-Situationen setzt der Körper Hormone frei, die den Blutzuckerspiegel erhöhen können.

Adrenalin und Cortisol setzen Glucose aus den Depots frei, während Somatropin die Glucoseaufnahme in die Zellen hemmt. Durch die Amylin-Ausschüttung verzögert sich die Magenentleerung, die postprandiale Glucagon-Sekretion wird gehemmt und es kommt durch Angriff an zentralen Amylin-Rezeptoren zu einem vermehrten Sättigungsgefühl und dadurch verringerter Nahrungsaufnahme (siehe Abb. 1.1).

1.2.1 Hormone der Bauchspeicheldrüse

Die Bauchspeicheldrüse ist entscheidend an der Regulation des Blutzuckerspiegels beteiligt. Die Bauchspeicheldrüse spielt nicht nur für die Produktion von Verdauungssekreten eine wichtige Rolle, sondern ist auch entscheidend an der Regulation des Blutzuckerspiegels beteiligt: In den Langerhans-Zellen des Pankreas werden unter anderem Hormone gebildet, die Einfluss auf den Kohlenhydrat-Stoffwechsel haben.

Insulin

Insulin wird vom Körper in der Bauchspeicheldrüse gebildet und schließt die Körperzellen für Zucker auf. Erst so kann der Körper aus dem Zucker Energie gewinnen.

Insulin wird in den B-Zellen des Pankreas gebildet. Die Bauchspeicheldrüse setzt Insulin frei, wenn der Blutglucosespiegel ansteigt. Weitere Reize für die Insulinsekretion sind beispielsweise gastrointestinale Hormone wie die Inkretine (siehe Kap. 1.2.2). Insulin bindet an Insulin-Rezeptoren und löst damit mehrere physiologische Reaktionen aus:

- Verbesserte Glucose-Aufnahme in die Zellen
- Steigerung des oxidativen Glucoseabbaus

Nur wenn die Bauchspeicheldrüse richtig funktioniert, kann der Körper den Blutzuckerspiegel in einem gesunden Bereich halten.

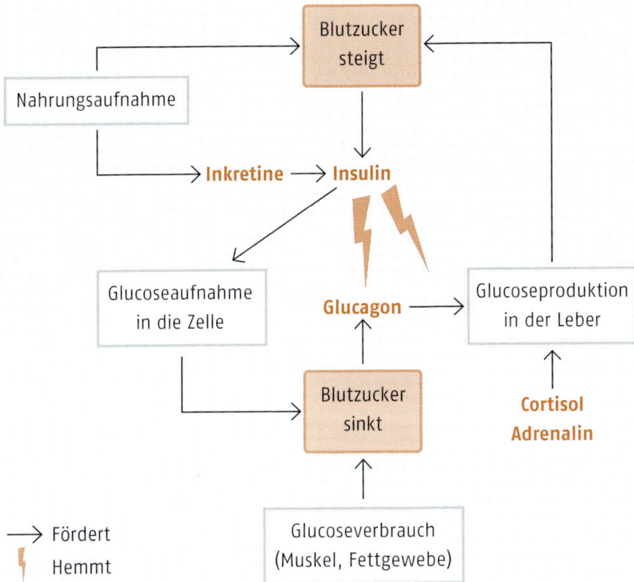

Abb. 1.1 Hormone mit Einfluss auf den Blutzuckerspiegel. Nach Mutschler 2008

- Erhöhung der Glykogenbildung
- Senkung des Glykogenabbaus
- Stimulation der Fettbildung aus Glucose
- Verringerte Umwandlung von Proteinen zu Glucose
- Vermehrte Speicherung von Triglyceriden im Fettgewebe
- Hemmung der Lipolyse

Die Freisetzung von Insulin führt zu einer Senkung des Blutzuckerspiegels. Insulin wirkt also wachstumsfördernd und anabol.

Glucagon

Glucagon wird in den A-Zellen des Pankreas gebildet. Es ist der natürliche Gegenspieler des Insulins und wird bei Hypoglykämie sowie bei körperlicher Arbeit und Stress freigesetzt. Ein hoher Blutzuckerspiegel, Insulin, Inkretine und das ebenfalls in der Bauchspeicheldrüse gebildete Somatostatin hemmen die Glucagonsekretion. Glucagon mobilisiert die Energiereserven des Körpers, indem es den Glykogenabbau in der Leber steigert und die Gluconeogenese fördert. Diese Prozesse führen zu einem Anstieg des Blutzuckerspiegels. Im Fettstoffwechsel verstärkt Glucagon die Lipolyse sowie den Abbau von Fettsäuren.

Glucagon ist der Gegenspieler des Insulins. Es sorgt dafür, dass der Blutzuckerspiegel ansteigt. Der Arzt hat Ihnen deshalb Glucagon als Spritze verordnet, damit Ihnen im Fall einer Unterzuckerung mit Bewusstlosigkeit schnell geholfen werden kann.

1.2.2 Hormone im Magen-Darm-Trakt

Bei gesunden Menschen kann der Körper über Darmhormone die Insulinausschüttung beeinflussen.

Im Darm werden als Reaktion auf kohlenhydrathaltige Nahrung Hormone freigesetzt, die als Inkretine bezeichnet werden. Dazu gehören GLP-1 (glucagon-like peptide) und GIP (glucose-dependent insulinotropic peptide, früher auch als gastric inhibitory peptide bezeichnet), die beide glucoseabhängig die Insulinfreisetzung aus den B-Zellen des Pankreas stimulieren.

Während GIP hauptsächlich auf die Bauchspeicheldrüse wirkt, finden sich zahlreiche GLP-1-Rezeptoren auch in anderen Geweben, etwa im Magen-Darm-Trakt. Über GLP-1 werden so weitere Effekte vermittelt: GLP-1 hemmt die postprandiale Glucagon-Freisetzung, verzögert die Magenentleerung sowie die Nährstoffabsorption aus dem Darm. Ist der Blutzuckerspiegel erhöht, entfaltet GLP-1 auch eine appetitsenkende Wirkung und reduziert die Glucoseproduktion in der Leber. Bei Diabetikern wird als Folge der Krankheit weniger GLP-1 freigesetzt als bei stoffwechselgesunden Menschen.

Die Inkretine werden physiologisch innerhalb weniger Minuten nach der Freisetzung inaktiviert, indem sie durch das Enzym Dipeptidylpeptidase-4 (DPP-4) gespalten werden.

2 Beratung zum Krankheitsbild

Diabetes mellitus ist eine sehr häufige Erkrankung: In Deutschland ist bei mehr als fünf Millionen Menschen ein Diabetes diagnostiziert, bei einer hohen Dunkelziffer. Man schätzt, dass insgesamt 7–8% der erwachsenen Bevölkerung betroffen sind, davon 5–8% mit Typ-1-Diabetes und etwa 90% mit Typ-2-Diabetes. Der Rest entfällt auf seltenere Diabetes-Formen. Schwerwiegende Folgeschäden bei unzureichender Behandlung beeinträchtigen die Lebensqualität der Patienten und verkürzen die Lebensdauer. Für die Apotheke ist es deshalb sehr wichtig, Patienten in ihrer Therapie zu unterstützen. Damit wird auch ein wichtiger Beitrag zur Reduzierung der Krankheitskosten geleistet. Alle Diabetiker sollten eine entsprechende Schulung zu ihrer Erkrankung und der Behandlung bekommen. Hier kann die Apotheke auch immer wieder Auffrischungsinformationen geben.

Mehr als 5 Mio. Menschen haben Diabetes. 90 % davon leiden an Typ-2-Diabetes. Unzureichende Behandlung beeinträchtigt die Lebensqualität und verkürzt die Lebensdauer.

Definition

Bei einem Diabetes mellitus ist der Stoffwechsel durch eine chronische Hyperglykämie gestört. Die pathologischen Blutzuckerspiegel werden verursacht durch eine gestörte Insulinsekretion, eine gestörte Insulinwirkung oder einer Kombination aus beidem. Die Feststellung einer Hyperglykämie sollte immer durch Wiederholungsmessungen bestätigt werden.

Bei Diabetes ist der Blutzuckerspiegel dauerhaft zu hoch.

2.1 Typ-1-Diabetes

2.1.1 Ursachen

Beim Typ-1-Diabetes sind die B-Zellen des Pankreas zerstört, in denen Insulin produziert wird. Deshalb kann die Bauchspeicheldrüse kein Insulin mehr ausschütten. In vielen Fällen ist dieser Prozess immunvermittelt.

Aufgrund zerstörter Zellen in der Bauchspeicheldrüse kann Ihr Körper kein Insulin mehr produzieren.

Pathophysiologie und Symptome

Ihr Körper versucht den Zucker über die Niere auszuscheiden. Deswegen müssen Sie so häufig zur Toilette. Es kommt zu einem Flüssigkeitsverlust, wodurch Sie Durst bekommen.

Durch die fehlende Insulinausschüttung kann Glucose nicht in die Zellen gelangen, sondern zirkuliert im Blut. Der Körper mobilisiert daraufhin Energiereserven (beispielsweise aus dem Fettgewebe), was zu einem starken Gewichtsverlust führt. Durch die hohen Glucosekonzentrationen im Blut versucht der Körper, die Glucose renal auszuscheiden mit der Folge einer Polyurie. Dadurch entsteht ein Flüssigkeitsverlust, der durch eine Polydipsie (vermehrten Durst) kompensiert wird.

Ein Typ-1-Diabetes manifestiert sich meistens im frühen Kindes- oder Jugendalter. Allerdings kann der Krankheitsbeginn auch im höheren Lebensalter sein. In diesem Fall spricht man von Latent Autoimmune Diabetes of the Adult (LADA). Bei etwa 40 % aller Typ-1-Patienten wird die Erkrankung erst nach dem 20. Lebensjahr diagnostiziert.

2.1.2 Diagnostik

Bei einem Typ-1-Diabetes wird die Krankheit meistens durch die typischen Anzeichen entdeckt: Durst, häufiger Harndrang und Müdigkeit.

Ein Typ-1-Diabetes kann aufgrund der Klinik (klassische Symptome wie oben beschrieben, rascher Manifestationsverlauf, kein metabolisches Syndrom, meist negative Familienanamnese) meist sicher diagnostiziert werden. Beim Auftreten der beschriebenen Symptome werden Blutglucosemessungen durchgeführt. Bei einem Blutglucose-Messwert von mehr als 200 mg/dl (mehr als 11,1 mmol/l) im venösen Plasma oder kapillären Vollblut kann von einem Diabetes mellitus ausgegangen werden.

Wenn die Klassifikation erschwert ist, können weitere Laborbefunde erhoben werden, wie Inselzellantikörper oder Glutamatdecarboxylase-Antikörper, die die Diagnose Typ-1-Diabetes sichern.

2.1.3 Therapieoptionen

Typ-1-Diabetiker müssen von Anfang an Insulin spritzen, da ihre Bauchspeicheldrüse gar kein Insulin mehr produziert.

Die Therapie bei Typ-1-Diabetikern beruht auf dem Ersatz des fehlenden Hormons Insulin. Durch eine gute Einstellung des Kohlenhydratstoffwechsels soll schweren Stoffwechselentgleisungen (Hypoglykämien und Hyperglykämien) vorgebeugt und diabetische Folgeschäden verhindert werden. Damit soll die Erkrankung die Lebensqualität des Diabetikers so wenig wie möglich beeinflussen.

Nach der aktuellen Leitlinie sollte der HbA_{1c}-Wert so niedrig wie möglich liegen, ohne dass schwere Hypoglykämien auftreten. Bei einem HbA_{1c}-Wert über 7,5 % (über 58 mmol/mol) besteht therapeutischer Handlungsbedarf. Für die einzelnen Blutzuckermessungen wird angestrebt, dass 50 % der Werte zwischen 80 und 140 mg/dl (4,5–7,8 mmol/l) liegen.

2.2 Typ-2-Diabetes

2.2.1 Ursachen

Beim Typ-2-Diabetes kommen eine Insulinresistenz sowie eine gestörte Insulinsekretion zusammen. Während in einer Frühphase die Insulinsekretion meistens noch recht gut funktioniert, kann die Bauchspeicheldrüse in späteren Stadien nur unzureichend Insulin ausschütten. Durch die Insulinresistenz können trotzdem hohe Insulinspiegel im Blut vorliegen. In der Spätphase kommt die Insulinsekretion aus der Pankreas vollständig zum Erliegen.

Die Entwicklung eines Typ-2-Diabetes ist zum einen genetisch bedingt, zum anderen spielen aber auch bestimmte Risikofaktoren bei der Manifestation eine große Rolle. Häufig treten diese Risikofaktoren in Form eines metabolischen Syndroms auf.

Bei Typ-2-Diabetikern ist das Schloss für Insulin an den Körperzellen so verbogen, dass der Schlüssel Insulin nicht mehr gut hineinpasst. Dadurch kann Zucker nicht mehr gut in die Körperzellen hineingelangen und schwimmt im Blut. Zu Beginn der Erkrankung stellt der Körper noch selbst Insulin her, aber nach längerer Krankheitsdauer stellt die Bauchspeicheldrüse die Insulinproduktion ein.

Definition: Metabolisches Syndrom

Das metabolische Syndrom umfasst mehrere Risikofaktoren, die für die Manifestation eines Typ-2-Diabetes sorgen können. Dazu gehören:

- Übergewicht mit starkem Bauchumfang
- Insulinresistenz
- gesteigerte Insulinausschüttung
- gestörte Glucosetoleranz
- Fettstoffwechselstörungen
- Hypertonie

Bei einem Bauchumfang von mehr als 94 cm bei Männern bzw. von mehr als 80 cm bei Frauen steigt das Risiko für Herz-Kreislauf-Erkrankungen deutlich an.

Übergewicht, erhöhte Blutfettwerte und Bluthochdruck lassen bei Diabetes noch leichter Folgeschäden entstehen.

Viele der Risikofaktoren bedingen bzw. verschlechtern sich gegenseitig. Kommen zu einer genetischen Disposition höheres Lebensalter und ein ungesunder Lebensstil (wie Rauchen, Bewegungsarmut sowie ballaststoffarme, fettreiche Kost) hinzu, kann sich ein manifester Typ-2-Diabetes entwickeln.

Etwa 90 % aller Diabetiker leiden unter Typ-2-Diabetes. Die Krankheit tritt am häufigsten vor dem 60. Lebensjahr auf. In den letzten Jahren ist das Manifestationsalter stetig gesunken, während die Zahl der Krankheitsfälle ansteigt. Dazu tragen vor allem die zunehmende Übergewichtigkeit und ein allgemeiner Bewegungsmangel bei. Daneben rechnen Experten mit einer hohen Dunkelziffer im Bereich eines Prädiabetes (siehe Abb. 2.1).

Eine Sonderform mit ähnlichen Symptomen wie Typ-2-Diabetes stellt der Maturity Onset Diabetes of the Young (MODY) dar, der bei Kindern und Jugendlichen auftreten kann. Etwa 2–3 % aller Typ-2-Patienten erkranken vor dem 20. Lebensjahr. Auch hier sind Übergewicht und Bewegungsmangel wich-

Wer übergewichtig ist, hat ein erhöhtes Risiko, an Diabetes zu erkranken – besonders, wenn die Erkrankung in der Familie häufig vorkommt. Sie können aktiv daran mitwirken, dass der Typ-2-Diabetes nicht zum Ausbruch kommt: Bewegen Sie sich viel, nehmen Sie ab und ernähren Sie sich gesund. Wenn Sie mit dem Rauchen aufhören, tun Sie Ihren Blutgefäßen etwas Gutes und reduzieren das Risiko für einen Herzinfarkt.

Die Verschlechterung des Diabetes tritt meistens schleichend auf. Sie können aber zu jeder Zeit etwas dazu beitragen, dass sich die Blutzuckerwerte verbessern.

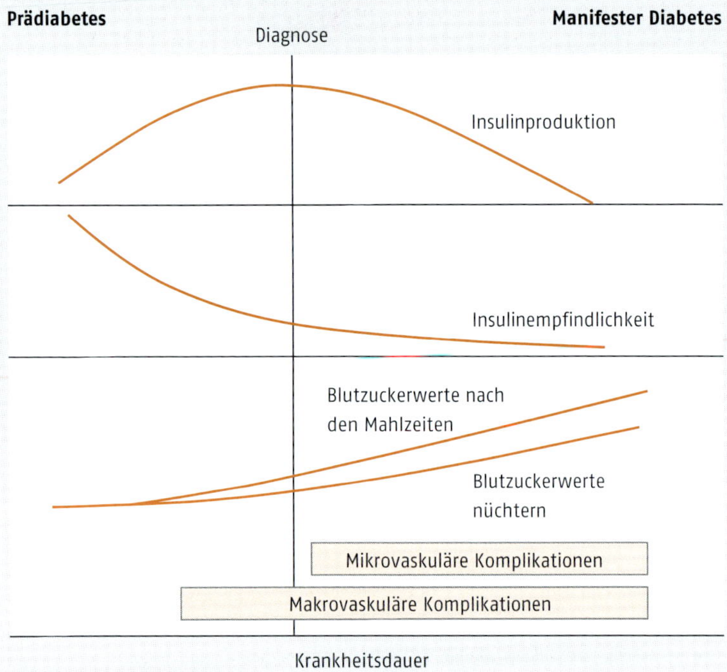

Abb. 2.1 Verlauf des Typ-2-Diabetes. Nach Ramlo-Halsted 2000

tige Risikofaktoren. Die verschiedenen MODY-Formen werden dem Typ-3-Diabetes zugerechnet.

2.2.2 Symptome und Diagnostik

Die Blutzuckerwerte, die der Arzt bei Ihnen gemessen hat, liegen mit über 200 mg/dl so hoch, dass bei Ihnen eindeutig ein Diabetes vorliegt.

Die klassischen Diabetes-Symptome wie bei Typ-1-Diabetes treten bei Typ-2-Diabetikern seltener bzw. schwächer ausgeprägt auf. Erhöhte Blutglucosewerte sind häufig Zufallsbefunde, die im Rahmen von allgemeinen Gesundheitsuntersuchungen oder auch beim Auftreten von kardiovaskulären Erkrankungen festgestellt werden. Liegen diese Gelegenheitsblutglucosewerte über 200 mg/dl (mehr als 11,1 mmol/l), ist die Diagnose Diabetes eindeutig. Bei Typ-2-Diabetikern treten allerdings auch häufig mäßig erhöhte Blutzuckerwerte auf. Bei einem Gelegenheitswert, der höher als 100 mg/dl (5,6 mmol/l) liegt, sollten Bestimmungen der Nüchternglucose erfolgen. Sind diese wiederum nur mäßig erhöht (zwischen 100 und 125 mg/dl, entsprechend 5,6 und 6,9 mmol/l), sollte ein oraler Glucosetoleranztest (oGTT) durchgeführt werden.

Oraler Glucose-Toleranz-Test (oGTT)

Der oGTT wird am Morgen nach einer 10–16-stündigen Nahrungs- und Alkoholkarenz durchgeführt. In den Tagen zuvor sollte der Patient sich kohlenhydratreich ernährt haben. Zu Beginn erfolgt eine Bestimmung der Nüchternblutzuckerwerte, danach trinkt der Patient 75 g Glucose in 250–300 ml Wasser gelöst innerhalb von 5 Minuten. Nach 120 Minuten erfolgt eine weitere Blutabnahme. Beim Screening auf Gestationsdiabetes wird außerdem nach 60 Minuten eine Blutprobe genommen. Für den oGTT gelten je nach Indikation (Typ-2-Diabetes/Gestationsdiabetes) unterschiedliche Grenzwerte.

Während der Untersuchung sollte der Patient hauptsächlich sitzen, da Bewegung den Blutzuckerspiegel beeinflusst. Verfälschungen können außerdem durch Rauchen während der Durchführung sowie durch verschiedene Arzneimittel auftreten. Bei Erkrankungen, bei denen die gastrointestinale Resorption verringert ist, bzw. bei einem bereits diagnostizierten Diabetes mellitus ist der oGTT kontraindiziert.

Mithilfe des Zuckertests kann der Arzt feststellen, ob Sie wirklich Diabetes haben.

Für den Test müssen Sie 75 g gelöste Glucose trinken. Vor der Einnahme und 2 Std. danach wird der Blutzucker gemessen.

Liegen die oGTT-2h-Werte im venösen Plasma oder kapillären Vollblut bei mindestens 200 mg/dl (11,1 mmol/l), liegt ein Diabetes mellitus vor. Außer einem manifesten Diabetes mellitus können mit Hilfe der Blutzuckermessungen auch Störungen identifiziert werden, die zwar nicht die Kriterien eines Diabetes erfüllen, aber dennoch über dem normalen Bereich liegen. Dazu gehört:

- die gestörte Glucosetoleranz (impaired glucose tolerance, IGT) mit 2-Stundenwerten im oGTT zwischen 140 und 200 mg/dl (7,8–11,1 mmol/l),
- die abnorme Nüchternglucose (impaired fasting glucose, IFG) mit Nüchternwerten zwischen 100 und 126 mg/dl (5,6–7,0 mmol/l).

Da der Typ-2-Diabetes häufig über einen langen Zeitraum unentdeckt bleibt, wird ein Screening für Personen mit Risikofaktoren empfohlen (genetische Disposition, Vorliegen von Symptomen des metabolischen Syndroms). Typ-2-Diabetes ist immer eine Ausschlussdiagnose, d. h. es muss festgestellt werden, dass keine andere Diabetesform vorliegt. Dabei sollte besonders auch auf die Abgrenzung von einem sich verzögernd manifestierenden Typ-1-Diabetes (LADA) gedacht werden.

Der Arzt hat bei Ihnen festgestellt, dass eine Vorstufe des Diabetes vorliegt. Dabei sind besonders die Blutzuckerwerte frühmorgens/nach dem Essen betroffen. Jetzt haben Sie noch die Möglichkeit, den Ausbruch von Diabetes zu verhindern.

2.2.3 Therapieoptionen

Die wichtigste Säule stellt die Behandlung des metabolischen Syndroms dar. Durch Umstellung der Ernährung, vermehrte körperliche Aktivität und Reduktion des Körpergewichtes kann in einem Anfangsstadium die Erkrankung häufig noch zurückgedrängt werden. Aber auch in späteren Stadien bilden diese Maßnahmen eine wichtige Grundlage der Therapie.

Wenn Sie sich gesund ernähren und abnehmen, halten Sie Ihren Körper lange gesund und können Ihre Krankheit gut mit Tabletten in den Griff bekommen.

Haben Sie trotz regelmäßiger Einnahme Ihrer Tabletten, gesunder Ernährung und Bewegung über viele Monate hohe HbA1c-Werte, wird in der Regel die Insulingabe in die Therapie mit aufgenommen.

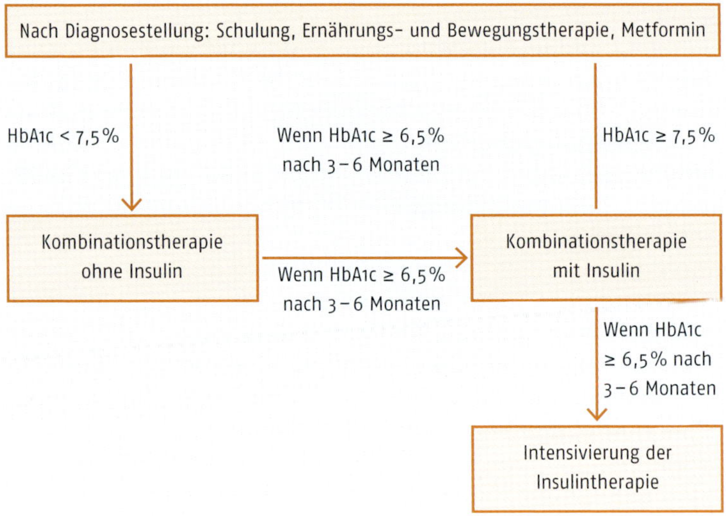

Abb. 2.2 Vereinfachtes Fließschema zur Behandlung des Typ-2-Diabetes. Nach DDG-Leitlinie Medikamentöse Therapie bei Typ-2-Diabetes 2008

Ernährungsumstellung, körperliche Aktivität und Gewichtsreduktion sind Mittel der ersten Wahl zur Einstellung einer normoglykämischen Stoffwechsellage. Zeitnah wird mit der Pharmakotherapie in Form von Metformin begonnen. Wenn Kontraindikationen den Einsatz von Metformin verhindern, sollte bei unzureichender Wirksamkeit von Ernährungsumstellung und Bewegung ein anderes orales Antidiabetikum eingesetzt werden. Eine Kombination von oralen Antidiabetika ist der nächste Schritt bei unzureichender Stoffwechsellage. Die Insulintherapie wird nach der aktuellen Leitlinie eingeleitet, wenn mit allgemeinen Maßnahmen und oralen Antidiabetika die Therapieziele nicht erreicht werden. Einen Überblick über den derzeit gültigen Therapiealgorithmus liefert Abbildung 2.2.

Mit den Patienten sollen individuelle Therapieziele vereinbart werden. Das umfasst beispielsweise den HbA_{1c}-Wert und weitere Blutzuckerwerte, Gewichtsreduktion, Blutfettwerte, Blutdruckwerte und Rauchstopp.

Wenn Sie merken, dass Sie mit der neuen Dosierung Ihrer Medikamente unterzuckern, sollten Sie so bald wie möglich mit dem Arzt darüber sprechen, damit Sie Folgeschäden vermeiden

Als ideale Blutzuckerwerte werden 90 bis 120 mg/dl (5,0 bis 6,8 mmol/l) nüchtern und vor dem Essen angestrebt. Die Frage, auf welchem HbA_{1c}-Wert die Therapie zielen soll, ist umstritten. Einige Studien haben gezeigt, dass eine starke Absenkung des HbA_{1c}-Wertes zu einer höheren Mortalität führt. Die Ursache dafür ist noch nicht umfassend geklärt, allerdings wird vermutet, dass die zunehmende Anzahl von schweren Hypoglykämien unter einer intensivierten Therapie mit verantwortlich ist. Die aktuelle Leitlinie der Deutschen Diabetes Gesellschaft sieht einen HbA_{1c}-Wert von unter 6,5 % (unter 48 mmol/mol) als Therapieziel vor, um Folgeschäden durch hohe Blutzuckerspiegel zu verringern. Allerdings soll sichergestellt werden, dass unter einer entsprechend intensivierten Therapie Hypoglykämien (besonders schwere) und eine Gewichtszunahme weitgehend vermieden werden können. Dabei sollten auch nicht mehr als zwei orale Antidiabetika kombiniert werden. Die Auswahl der Arzneimittel erfolgt immer unter Berücksichtigung von Kontraindikationen und Komorbiditäten.

2.3 Andere Diabetes-Formen

Auch andere Ursachen können zur Entwicklung eines Diabetes mellitus führen. Dazu gehören etwa genetische Defekte der B-Zellen oder der Insulin-Wirkung, MODY, andere Störungen des hormonellen Systems, Erkrankungen des exokrinen Pankreas, Medikamente (beispielsweise langandauernde Therapie mit oralen Glucocorticoiden) oder Chemikalien. Im Vergleich zu Typ-1- und Typ-2-Diabetes treten diese anderen Diabetesformen, auch als Typ-3-Diabetes bezeichnet, aber relativ selten auf.

Durch die lange Entzündung kann Ihre Bauchspeicheldrüse kein Insulin mehr herstellen.

2.4 Gestationsdiabetes

Definition

Als Gestationsdiabetes wird jede Form von Diabetes mellitus bezeichnet, die erstmals in der Schwangerschaft auftritt. Dazu gehört die Erstmanifestation eines Typ-1- oder Typ-2-Diabetes bzw. einer anderen Diabetesform sowie ein Typ-2-Diabetes, der bereits vor der Schwangerschaft vorlag, aber nicht diagnostiziert wurde. Die Inzidenz des Gestationsdiabetes liegt bei 6 % aller Schwangerschaften und etwa 50 000 Fällen pro Jahr.

Diabetes, der erstmals in der Schwangerschaft auftritt, nennt man Gestationsdiabetes.

Eine unzureichende Einstellung des Diabetes in der Schwangerschaft ist mit hohen Risiken für Mutter und Kind verbunden. Für das Kind steigt das Risiko von Fehlbildungen und verzögerter Organreifung, auch Frühgeburten treten deutlich häufiger auf. Durch den erhöhten Blutzuckerspiegel der Mutter wird beim Fetus vermehrt Insulin ausgeschüttet, das zu einem erhöhten Geburtsgewicht und einer mentalen Retardierung führen kann. Außerdem hat das Kind ein gesteigertes Risiko, später an Typ-2-Diabetes zu erkranken. Für die Mutter steigen das Risiko von Gestose und Eklampsie sowie die perinatale Mortalität. Außerdem treten häufiger Geburtskomplikationen auf, die u. a. Kaiserschnitte

Der Arzt hat festgestellt, dass Sie – wahrscheinlich bedingt durch die Schwangerschaft – Diabetes haben. Eine gute Einstellung des Stoffwechsels ist jetzt besonders wichtig, damit Sie und Ihr Kind gut durch die restliche Schwangerschaft kommen.

Gestose ≙ Schwangerschaftsvergiftung
Eklampsie ≙ dauerhaft erhöhte Blutzuckerwerte

In der Schwangerschaft darf der Blutzucker beim oGTT im kapillären Vollblut nach 60 min nicht mehr als 180 mg/dl betragen.

Tab. 2.1 Grenzwerte für oGTT in der Schwangerschaft

	Kapilläres Vollblut mg/dl (mmol/l)	Venöses Vollblut mg/dl (mmol/l)
Nüchtern	90 (5,0)	90 (5,0)
Nach 60 min	180 (10,0)	165 (9,2)
Nach 120 min	155 (8,6)	140 (7,8)

notwendig machen. Deswegen ist eine frühzeitige Erkennung und Therapie besonders wichtig.

2.4.1 Diagnostik

Der oGTT wird zwischen der 24. und 28. Schwangerschaftswoche empfohlen.

Die Leitlinien empfehlen, bei allen Schwangeren zwischen der 24. und 28. Schwangerschaftswoche ein Screening auf Gestationsdiabetes mit einem oGTT (75 g) durchzuführen. Allerdings wird der Test von den Krankenkassen meist nur bei vorliegenden Risikofaktoren (etwa genetischer Disposition) übernommen. Unter bestimmten Umständen kann auch eine Testung im 1. Trimenon erfolgen.

Wenn die Blutzuckerwerte im oGTT mindestens zwei der Grenzwerte in Tabelle 2.1 überschreiten, liegt ein Gestationsdiabetes vor.

In den meisten Fällen bildet sich der Diabetes nach der Geburt zurück. Zur Sicherheit sollte der Blutzucker in regelmäßigen Abständen beim Arzt kontrolliert werden.

Ein Gestationsdiabetes bildet sich nach der Geburt meistens zurück. Am 2. Tag nach der Geburt wird der Blutzuckerspiegel bestimmt (nüchtern und postprandial). Bei unauffälligen Befunden sollte zur Sicherheit ein oGTT 6–12 Wochen nach der Entbindung durchgeführt sowie bei negativem Ergebnis alle zwei Jahre wiederholt werden. Bei Auffälligkeiten sollte eine diabetologische Behandlung erfolgen.

2.4.2 Schwangerschaft bei bekanntem Typ-1- oder Typ-2-Diabetes

In der Schwangerschaft müssen Sie besonders auf eine gute Blutzuckereinstellung achten, damit Ihr Kind gesund bleibt.

Schwangerschaften bei diagnostizierten Diabetikerinnen gelten als Hochrisikoschwangerschaften und sollten intensiv betreut werden. Daher sollten Schwangerschaften möglichst geplant werden, um von Anfang an eine optimale Stoffwechseleinstellung erreichen zu können. Präkonzeptionell sollten für mindestens 3 Monate normnahe Blutzuckerwerte erreicht werden und außerdem – wie auch bei stoffwechselgesunden Frauen mit Kinderwunsch – Folsäure und Iod supplementiert werden. Besonders wichtig für das Gedeihen des Fetus sind die postprandialen Glucosewerte, deshalb sollten diese Werte überwacht und ggf. durch Insulingabe korrigiert werden. Während der Schwangerschaft verändert sich der Insulinbedarf, so dass häufigere Blutzuckerkontrollen notwendig sind.

2.4.3 Therapie

Bei erstmals in der Schwangerschaft aufgetretenem Diabetes werden zuerst diätetische Maßnahmen eingesetzt. Dabei sollte keine gezielte Gewichtsabnahme angestrebt werden. Sportliche Betätigung nach den Mahlzeiten hilft, postprandiale Blutzuckerspitzen zu vermeiden.

Zunächst wird versucht, den Diabetes durch eine Umstellung der Ernährung in den Griff zu bekommen. Funktioniert dies nicht, wird eine Therapie mit Insulin durchgeführt.

Als Arzneimittel wird in der Schwangerschaft ausschließlich Insulin zur Therapie des Diabetes verwendet. Die Insulintherapie sollte unverzüglich begonnen werden, wenn die Therapieziele durch diätetische Maßnahmen nicht innerhalb von zwei Wochen erreicht worden sind. Dabei sind Humaninsuline Mittel der ersten Wahl. Für Insulinaspart und Insulinlispro liegen Studien vor, die eine sichere Anwendung in der Schwangerschaft nahe legen. Da für die langwirksamen Insulinanaloga sowie Insulin glulisin keine Daten vorliegen, rät die aktuelle Leitlinie von der Verwendung in der Schwangerschaft ab. Orale Antidiabetika sind in der Schwangerschaft kontraindiziert, hauptsächlich weil unzureichende Erfahrungen vorliegen und eine normnahe Stoffwechseleinstellung mit Insulin häufig besser erreicht wird.

Therapieziele sind Nüchternwerte von 60–90 mg/dl (3,3–5,0 mmol/l) und postprandiale Blutzuckerwerte zwei Stunden nach der Mahlzeit unter 120 mg/dl (6,7 mmol/l).

Kontrollieren Sie häufig Ihre Blutzuckerwerte, damit Sie im Bedarfsfall schnell reagieren können. Gehen Sie auch während der Schwangerschaft zum Augenarzt, um die Augen untersuchen zu lassen, denn häufig erkrankt die Netzhaut durch den Diabetes.

Schwangere mit Gestationsdiabetes sollten ausreichend geschult und von einem erfahrenen Diabetologen betreut werden. Eine Selbstkontrolle des Blutzuckerspiegels ist erforderlich. Bei schwangeren Diabetikerinnen treten besonders häufig Retinopathien auf, so dass entsprechende Kontrolluntersuchungen empfohlen werden.

In der nächsten Zeit sind Veränderungen bei der Diagnostik und Behandlung des Gestationsdiabetes zu erwarten. Im März 2010 hat das IQWiG ein Arbeitspapier veröffentlicht, in dem der positive Effekt eines generellen Screenings aller Schwangeren auf Gestationsdiabetes aufgezeigt wird. Die HAPO-Studie (Hyperglycemia and Pregnancy Outcome) untersuchte, welcher Grad der Hyperglykämie in der Schwangerschaft unterhalb der Kriterien eines manifesten Diabetes mellitus mit ungünstigen mütterlichen, fetalen und neonatalen Ergebnissen assoziiert ist. Experten diskutieren derzeit die Ergebnisse der Studie im Hinblick auf neue Grenzwerte und Therapieziele. In diesem Zusammenhang ist auch eine neue Leitlinie zu erwarten.

2.5 Kurzfristige Komplikationen

2.5.1 Hypoglykämie

Eine Hypoglykämie liegt vor, wenn der Blutzuckerspiegel unter 50 mg/dl (2,8 mmol/l) absinkt. Bei Diabetikern kann es zu einer Hypoglykämie kommen, wenn die Dosierung von Insulin bzw. insulinotropen Antidiabetika nicht auf die zugeführte Kohlenhydrat-Menge abgestimmt wurde bzw. Mahlzeiten ausgelassen oder körperliche Aktivitäten nicht mit einkalkuliert wurden. Auch Alkoholkonsum kann zu einer Hypoglykämie führen.

Symptomatisch äußert sich ein rascher Blutzuckerabfall durch Unruhe, Angstgefühl, Herzklopfen, Übelkeit, Zittern, Heißhunger und Schwitzen, die deutliche Warnzeichen sind. Bei einem langsameren Blutzuckerabfall treten Schwächegefühl, Denkstörungen, Verwirrtheit, Sehstörungen, Schwindel und Krämpfe auf. Sehr niedrige Blutzuckerwerte (unter 35 mg/dl bzw. 1,95 mmol/l) können zu einem hypoglykämischen Schock bzw. einem hypoglykämischen Koma führen. Die Bewusstlosigkeit tritt ein, da das Gehirn für die Energieversorgung auf Glucose angewiesen ist und andere Nährstoffe nicht nutzen kann.

Die Hypoglykämie wird zuerst durch Gabe von schnellwirksamen Zuckern (reine Glucose, Fruchtsäfte, Softdrinks) behandelt. Bei leichten Hypoglykämien reichen dafür meist 20 Gramm Glucose aus. Beim Verzehr von Traubenzucker in fester Form empfiehlt es sich, die Glucose mit etwas Flüssigkeit hinunterzuspülen, um die Resorption zu beschleunigen. Schokolade ist nicht geeignet, da die Resorption der Kohlenhydrate durch den hohen Fettanteil verzögert wird. Achtung: Bei gleichzeitiger Therapie mit α-Glucosidase-Inhibitoren darf nur reine Glucose gegeben werden, da die Resorption von Disacchariden wie Saccharose verzögert ist. Nach der ersten Bekämpfung der Unterzuckerung sollten auch langwirksame Kohlenhydrate wie Brot gegessen werden, um die Glykogenspeicher wieder aufzufüllen und einer erneuten Hypoglykämie vorzubeugen.

Ist der Diabetiker bewusstlos, wird durch den Arzt Glucose parenteral verabreicht. Angehörige können dem Patienten auch subkutan Glucagon injizieren, das Diabetiker, die insulinotrope Arzneistoffe bzw. Insulin anwenden, als Notfall-Kit bei sich tragen sollten. Normalerweise erlangt der Patient innerhalb von 10 Minuten wieder das Bewusstsein. Danach sollte der Patient Kohlenhydrate zu sich nehmen. Spricht der Patient nicht auf die Glucagon-Behandlung an, ist der Notarzt zu verständigen.

Leichte Hypoglykämien schaden in der Regel nicht. Bei lang anhaltenden schweren Hypoglykämien, die auch mit Bewusstlosigkeit einhergehen, kann das Gehirn geschädigt werden. Deswegen sollte die Therapieplanung so erfolgen, dass schwere Hypoglykämien vermieden werden.

Wenn Sie Anzeichen wie Herzklopfen, Schweißausbrüche oder Zittern bemerken, kann eine Unterzuckerung eingetreten sein. Essen Sie sofort Traubenzucker oder trinken Sie ein Glas Fruchtsaft und kontrollieren Sie Ihre Blutzuckerwerte. Tragen Sie immer schnell wirksame Kohlenhydrate bei sich (z. B. Traubenzuckerplättchen), damit Sie eine Unterzuckerung schnell abfangen können.

Erklären Sie Ihrer Familie bzw. Ihren Arbeitskollegen, wie sie sich verhalten sollen, wenn es bei Ihnen zu einer Unterzuckerung mit Bewusstlosigkeit kommt. Unterzuckerungen mit Bewusstlosigkeit können zu bleibenden Schädigungen des Gehirns führen. Achten Sie deshalb auch schon auf die ersten Anzeichen und essen Sie sofort Kohlenhydrate, sobald Sie eine Unterzuckerung bemerken.

GlucaGen® Hypokit

Glucagon zur Anwendung bei Hypoglykämien mit Bewusstlosigkeit gibt es als Fertigarzneimittel in Form eines lyophilisierten Pulvers zusammen mit einer Fertigspritze mit Lösungsmittel. Weisen Sie die Patienten bei Abgabe nochmals auf die wichtigsten Schritte zur Herstellung der anwendungsbereiten Lösung hin. Von Bedeutung ist auch die Information zur Haltbarkeit: Die angegebene Verwendungsfrist gilt nur bei Lagerung im Kühlschrank. Wird das Set dagegen bei Raumtemperatur als Notfallmittel mitgeführt, ist es nur noch 18 Monate haltbar. Der Patient sollte sich in diesem Fall das entsprechende Datum auf der Packung vermerken.

Wenn Sie durch eine Unterzuckerung ohnmächtig werden, soll Ihre Frau Ihnen diese Spritze mit Glucagon geben. Dadurch erhöht sich der Blutzuckerspiegel wieder.

2.5.2 Diabetisches Koma

Bei Insulinmangel wird die Lipolyse im Fettgewebe gesteigert. Dabei entstehen so genannte Ketonkörper, die im Organismus eine Ketoazidose verursachen können. In hohen Konzentrationen können die Ketonkörper zu einer Minderdurchblutung des Gehirns mit einem Sauerstoffmangel führen, so dass eine Bewusstlosigkeit eintritt. Das ketoazidische Koma tritt vor allem bei Typ-1-Diabetikern auf. Bei Typ-2-Diabetikern entsteht häufiger ein hyperosmolares Koma, bei dem zwar auch hohe Glucosekonzentrationen im Blut vorliegen, allerdings durch eine Restsekretion von Insulin keine Ketonkörper gebildet werden. Bedingt durch die hohen Glucosekonzentrationen kommt es in einem ersten Stadium zu Durst und vermehrter Urinausscheidung, außerdem treten Übelkeit, Erbrechen, Appetitlosigkeit und Schläfrigkeit auf. Charakteristisch ist auch eine vertiefte und verlangsamte Atmung (so genannte Kussmaul-Atmung), mit der der Körper versucht, die azidotische Stoffwechsellage auszugleichen. Später tritt eine Dehydratation und Bewusstlosigkeit auf. Beim ketoazidotischen Koma riecht die Ausatemluft des Patienten nach Aceton.

Schwerpunkte der Therapie sind der Ausgleich von Flüssigkeit und Elektrolyten sowie von Insulin. Das diabetische Koma bzw. eine schwere Ketoazidose sollten nur im Krankenhaus behandelt werden.

Bei zu hohen Blutzucker- und Ketonwerten kann es zu einer Schädigung des Gehirns kommen. Informieren Sie Ihr Umfeld darüber, dass sofort der Notarzt verständigt werden muss, wenn Sie ins Koma fallen sollten.

Ketoazidosegefahr bei fieberhaften Infekten

Bei fieberhaften Infekten ist der Insulinbedarf teilweise um 30–50 % erhöht. Entsprechend muss der Patient mehr Insulin spritzen und gleichzeitig häufiger die Blutzuckerwerte bestimmen. Bei sehr hohen Blutzuckerwerten (über 250 mg/dl bzw. 13,9 mmol/l) sollte der Urin auf Ketonkörper kontrolliert werden (siehe Kap. 2.7.2).

Besonders bei fiebrigen Infekten besteht ein hohes Risiko für eine Ketoazidose, da der Körper mehr Insulin als üblich benötigt.

2.6 Langfristige Folgeschäden

Wenn Sie auf eine gute Einstellung des Blutzuckers achten, können Sie lange Ihre gute Lebensqualität beibehalten.

Durch langfristig erhöhte Blutzuckerwerte können Folgeschäden entstehen, die die Lebensqualität reduzieren und die Lebenserwartung deutlich verkürzen. Umgekehrt gilt auch, dass durch eine gute Stoffwechseleinstellung Folgeschäden vermieden werden können bzw. deutlich später auftreten.

Die erhöhten Blutzuckerwerte führen dazu, dass körpereigene Proteine mit der Glucose reagieren und in der Folge Struktur- und Funktionsveränderungen an den betroffenen Proteinen auftreten. Eine lang anhaltende Hyperglykämie kann zu Fettstoffwechselstörungen führen und so die Entstehung von Arteriosklerose und Makroangiopathien (krankhaften Veränderungen an den großen Blutgefäßen) fördern. Durch veränderte Proteine können Mikroangiopathien entstehen. Diese Veränderungen an den kleinsten Blutgefäßen betreffen vor allem die Niere und die Netzhaut. Über eine Nephropathie mit Niereninsuffizienz wird auch die Entstehung von Hypertonie begünstigt. Daneben wird von der Mikroangiopathie auch die Retina betroffen, worauf sich eine Retinopathie ausbildet. Durch osmotische Zellschädigungen kann eine Polyneuropathie entstehen. Daneben haben auch mikroangiopathische Veränderungen Einfluss auf die Entwicklung einer Polyneuropathie sowie die Entwicklung eines Katarakts der Linse (»Grauer Star«).

Langfristige hohe Blutzuckerwerte können Augen, Nerven, Herz, Blutgefäße und Nieren schädigen.

2.6.1 Makroangiopathien

Eine langfristig gute Blutzuckereinstellung verringert das Risiko für einen Herzinfarkt.

Bei diabetischen Makroangiopathien treten arteriosklerotische Erscheinungen stärker, früher und häufiger auf als bei Nichtdiabetikern. Sie werden verstärkt durch das metabolische Syndrom (siehe Kap. 2.2.1). Typische Erkrankungen durch Makroangiopathien sind Herzinfarkte, periphere arterielle Verschlusskrankheit (pAVK) oder Schlaganfälle. Gefährlich ist dabei auch, dass bedingt durch die häufig gleichzeitig vorhandenen Neuropathien Ischämieschmerzen nicht wahrgenommen werden (so genannte »stumme« Herzinfarkte). Diabetiker haben ein drei- bis vierfach höheres Risiko, an einer pAVK zu erkranken, die wiederum ein weiterer Risikofaktor für Folgeerkrankungen sein kann (siehe Kap. 2.6.3).

Mit diesen Tabletten können Sie Ihr Herz schonen, das durch den Diabetes besonders gefährdet ist.

Für 50 % aller Todesfälle bei Diabetikern sind Folgen der koronaren Herzkrankheit (KHK) verantwortlich, die sich durch eine Arteriosklerose entwickelt hat. Myokardinfarkte und Herzinsuffizienz treten bei Diabetikern deutlich häufiger auf als bei Stoffwechselgesunden der gleichen Altersgruppe. Das Risiko für Schlaganfälle ist bei Diabetikern um das zwei- bis vierfache erhöht. Die KHK wird bei Diabetikern nach den üblichen Therapiestandards behandelt. Zur Behandlung der Herzinsuffizienz bei Diabetikern kommen vor allem ACE-Hemmer, AT_1-Antagonisten und Betablocker zum Einsatz.

Um Ihre Blutgefäße noch lange gesund zu halten, sollten Sie mit dem Rauchen aufhören.

Bei Diabetikern tritt auch die arterielle Hypertonie gehäuft auf. Eine Hypertonie erhöht nicht nur das Risiko für makrovaskuläre, sondern auf für mikrovaskuläre Folgeschäden (siehe Kap. 2.6.2 und 2.6.3). Deswegen sollte ein erhöhter Blutdruck konsequent gesenkt werden. Eine wichtige Säule der Behandlung bilden Änderungen des Lebensstils. Die Patienten sollen ihr Gewicht reduzieren, sich gesund ernähren, wenig Kochsalz verzehren und sich vermehrt bewegen (siehe Kap. 3). Ebenso sollten sie ihren Alkoholkonsum einschränken und das Rauchen einstellen. Hilfreich ist es, wenn sie ihren Blutdruck zuverlässig selbst messen können.

Die Substanzen zur medikamentösen Behandlung sollen nach bestehenden Komorbiditäten ausgewählt werden. Bei diabetischen Nephropathien beispielsweise haben sich ACE-Hemmer bzw. AT_1-Antagonisten bewährt. Bei stark erhöhtem Blutdruck bzw. weiteren Risikofaktoren kann auch von Anfang an eine Kombinationstherapie durchgeführt werden. Regelmäßige Blutdruckkontrollen sind wichtig, um Folgeschäden an Herz und Kreislauf zu verhindern.

Nehmen Sie die Medikamente gegen den hohen Blutdruck, die Ihnen Ihr Arzt verordnet hat, regelmäßig ein. Damit können Sie die Nieren schützen.

Zur Prävention sollte – neben einem gesunden Lebensstil – einmal jährlich ein Ruhe-EKG durchgeführt werden, bei Auffälligkeiten auch ein Belastungs-EKG. Störungen des Lipidstoffwechsels sowie eine Blutgerinnungsstörung sollten entsprechend behandelt werden.

Gehen Sie regelmäßig zu den Vorsorgeuntersuchungen, damit der Arzt rechtzeitig Veränderungen feststellen kann. Je früher man Folgeschäden bemerkt, desto besser kann man ein Fortschreiten der Erkrankung verhindern.

Als Zielgrößen gelten für die Blutfettwerte

- LDL-C unter 100 mg/dl (unter 2,5 mmol/l)
- HDL-C über 40 mg/dl (über 1,0 mmol/l)
- Nüchtern-Triglyceride unter 150 mg/dl (unter 1,7 mmol/l)

Der Body-Mass-Index sollte unter 25 kg/m^2 liegen. Welche Blutdruckwerte für Diabetiker anzustreben sind, wird derzeit diskutiert. Klinische Studien haben gezeigt, dass eine zu starke Blutdrucksenkung unter 120/75 mmHg mit einer erhöhten Mortalität verbunden sind. Daher empfiehlt die Deutsche Diabetes Gesellschaft in Übereinstimmung mit der European Society of Hypertension für Diabetiker einen Zielblutdruck von 130–140/80–85 mmHg.

Makroangiopathien und ihre Folgen haben auch Auswirkungen auf die Diabetes-Therapie. Metformin und die Insulinsensitizer sind bei Herzinsuffizienz (NYHA III-IV) kontraindiziert.

2.6.2 Diabetische Retinopathie und Makulopathie

Die diabetische Retinopathie bzw. Makulopathie sind die häufigste mikrovaskuläre Spätfolge bei Diabetes mellitus. Sie stellen außerdem die häufigste Erblindungsursache im Alter zwischen 40 und 80 Jahren dar. Von der diabetischen Retinopathie sind nach 15 bis 20-jähriger Krankheitsdauer bis zu 95% der Typ-1-Diabetiker und bis zu 80% der Typ-2-Diabetiker betroffen. In diesem Zeitraum leiden 15% (Typ-1) bzw. 25% (Typ-2) an einer Makulopathie. Bei Typ-2-Diabetikern können bereits bei Diagnosestellung in etwa einem Drittel der Fälle bestehende Retinopathien nachgewiesen werden.

Häufig entwickelt sich mit der Zeit durch den Diabetes eine Erkrankung der Netzhaut.

Bei der diabetischen Retinopathie äußert sich die Netzhautschädigung durch Mikroaneurysmen (Ausstülpungen der kleinen Gefäße) und kapilläre Gefäßverschlüsse. In der Folge kann es zu Blutungen oder einer Netzhautablösung und damit zur Erblindung kommen. Neben der Retina kann auch die Makula

Wenn Sie sich an die Therapievorschläge des Arztes halten, können Sie noch lange Ihrem Hobby Lesen nachgehen. Gehen Sie dazu auch regelmäßig zu den Vorsorgeuntersuchungen.

mit Ödemen, Blutungen und einem Untergang des Kapillarnetzes betroffen sein. Wesentliche Therapie bei bestehenden Netzhautveränderungen sind eine gute Einstellung der Blutzuckerwerte sowie eine Blutdrucksenkung bei Hypertonie. Besonders die ACE-Hemmer haben sich bei beginnender Retinopathie als günstig erwiesen. Sowohl die Retinopathie als auch die Makulopathie können in bestimmten Fällen mit Laserkoagulation behandelt werden. Allerdings gibt es auch Fälle, in denen keine Therapie mehr möglich ist.

Gehen Sie sofort zum Arzt, wenn sich Ihre Sehfähigkeit plötzlich verschlechtert oder Sie kleine Punkte sehen.

Warnzeichen der mikrovaskulären Veränderungen am Auge sind plötzliche Verschlechterungen der Sehfähigkeit, wie Störungen des Farbsinns, »Rußregen« vor dem Auge oder verschwommenes Sehen. Allerdings treten solche Symptome erst in fortgeschrittenen Stadien auf, wenn die Therapie häufig wenig erfolgversprechend ist. Um die Folgeerkrankungen frühzeitig zu erkennen und die Sehfähigkeit erhalten zu können, sollte eine jährliche Augenuntersuchung durchgeführt werden. Besteht bereits eine Retinopathie, legt der Augenarzt die entsprechenden Kontrollintervalle fest. Bei Typ-2-Diabetikern sollte zeitnah zur Erstdiagnose eine augenärztliche Untersuchung erfolgen.

2.6.3 Diabetische Nephropathie

Diabetes kann auch die Nieren schädigen. Mit einer guten Blutzuckereinstellung schützen Sie die Nieren. So können Sie verhindern, dass Sie an die Dialyse müssen.

Die Entwicklung der diabetischen Nephropathie verläuft in mehreren Stufen. Während sich im ersten Stadium die Nierenschädigung lediglich in einer vermehrten Albuminausscheidung bemerkbar macht, nimmt im weiteren Verlauf die glomeruläre Filtrationsleistung deutlich ab und kann die Ausbildung von Hypertonie und einer Fettstoffwechselstörung begünstigen. So können über eine Nephropathie auch Makroangiopathien entstehen. Ein Screening auf eine diabetische Nephropathie sollte einmal jährlich durch eine Urinuntersuchung auf Albumin durchgeführt werden (siehe Kap. 2.7.2). In der aktuellen Leitlinie wird ebenfalls die Berechnung der Clearence empfohlen, da manche Nephropathieformen auch ohne erhöhte Albuminausscheidung vorkommen.

Wenn der Arzt bei Ihnen schon eine beginnende Nierenschädigung festgestellt hat, sollten Sie besonders gut auf Ihre Blutzuckerwerte achten, um Schlimmeres zu verhindern. Der Arzt hat Ihnen außerdem ein Mittel zur Senkung des Blutdrucks verschrieben – das kann ebenfalls die Nieren schützen.

Wird eine diabetische Nephropathie diagnostiziert, sollten auch umfangreiche Untersuchungen zum Ausschluss weiterer Spätkomplikationen erfolgen (z. B. Untersuchung des Augenhintergrundes und der Füße sowie Messung von Blutdruck und Lipidwerten). Eine gute Blutzuckereinstellung, Senkung von erhöhten Blutdruckwerten, Einstellen des Rauchens sowie eine Beschränkung der Proteinzufuhr (auf 0,8–1,0 g/kg Körpergewicht) können das Fortschreiten der Nephropathie deutlich verzögern.

Sie sollten auf üppige Fleischmahlzeiten und große Mengen an Milchprodukten besser verzichten – die Niere kann nämlich auch durch viel Eiweiß weiter geschädigt werden.

Da Patienten mit diabetischer Nephropathie auch ein deutlich erhöhtes Risiko für Herz-Kreislauf-Erkrankungen haben, sollten weitere kardiovaskuläre Risikofaktoren entsprechend behandelt werden. Zu den Standardtherapeutika zählen ACE-Hemmer bzw. AT_1-Antagonisten, ggf. auch in Kombination mit Diuretika. Dazu kann eine Thrombozytenaggregationshemmung mit 100 mg ASS sowie ggf. eine Therapie mit Lipidsenkern kommen, um kardiovaskuläre Ereignisse zu verhindern. Auch eine evtl. bestehende renale Anämie sollte behandelt werden.

Antidiabetika bei diabetischer Nephropathie

Bei nachlassender Nierenfunktion verändern sich die Therapieoptionen: Metformin ist bei eingeschränkter Nierenfunktion kontraindiziert. Für die meisten Sulfonylharnstoffe, Repaglinide und Insulin muss eine Dosisanpassung erfolgen. Glucosidasehemmer und Nateglinide werden aufgrund fehlender Erfahrungen bei diabetischer Nephropathie nicht empfohlen.

Bei eingeschränkter Nierenfunktion dürfen nicht-steroidale Antirheumatika sowie Röntgenkontrastmittel nicht eingesetzt werden, um die Nierenfunktion nicht weiter zu verschlechtern.

Besprechen Sie auch mit Ihrem Hausarzt, ob durch die verschlechterte Nierenfunktion die Dosierung Ihrer sonstigen Medikamente geändert werden muss.

Bei einer weit fortgeschrittenen diabetischen Nephropathie wird zur Aufrechterhaltung der Ausscheidungsfunktion eine Dialyse begonnen. Die diabetische Nephropathie ist in den letzten Jahren zur wichtigsten Ursache für eine dialysepflichtige Niereninsuffizienz geworden, von der deutschlandweit etwa 20000 Diabetiker betroffen sind.

2.6.4 Neuropathien

Neuropathien findet man bei 60–90% der Diabetiker. Besonders häufig tritt eine periphere Polyneuropathie auf, die sich vorwiegend in Symptomen wie Taubheitsgefühl, Missempfindungen wie Kribbeln oder »Ameisenlaufen« beziehungsweise nächtlichen Wadenkrämpfen äußert. Seltener sind motorische Störungen wie Muskelschwäche oder Lähmungen sowie Neuropathien des vegetativen Nervensystems, in deren Folge Störungen der Magen-Darm-Motorik (Verstopfung, verzögerte Magenentleerung), orthostatische Beschwerden, Arrhythmien oder Erektionsstörungen vorkommen können.

Diabetes kann auch ein Kribbeln und Taubheitsgefühl hauptsächlich in den Beinen auslösen.

Eine besonders häufige diabetische Spätkomplikation ist der diabetische Fuß. Kleine Verletzungen am Fuß, wie sie etwa durch unprofessionelle Fußpflege oder schlecht sitzende Schuhe entstehen können, heilen bei Diabetikern schlecht ab. Ursache sind einerseits Durchblutungsstörungen (z.B. bedingt durch eine pAVK), andererseits Wundheilungsstörungen durch einen erhöhten Blutglucosespiegel. Folge können Wundinfektionen sein, die sich bis hin zu Geschwüren oder Gangränen entwickeln können. Begünstigt wird dieser Prozess durch eine periphere Neuropathie, da die Betroffenen schmerzunempfindlicher sind und Wunden oder kleine Verletzungen spät bemerken. Man schätzt, dass etwa 5–10% aller Diabetiker, die älter als 50 Jahre sind, solche Veränderungen an den Füßen aufweisen. Das diabetische Fußsyndrom ist für etwa 30000 Amputationen pro Jahr verantwortlich, die bei Diabetikern durchgeführt werden.

Vermeiden Sie Verletzungen und Wunden, denn diese können durch die hohen Blutzuckerwerte nur schlecht heilen.

Zur Prävention des diabetischen Fußes sollte neben einer guten Blutzuckereinstellung eine jährliche Kontrolle der Füße sowie weiterer neuropathischer Symptome durch den Arzt erfolgen. Ergeben sich Anzeichen neuropathischer

Untersuchen Sie regelmäßig Ihre Füße, damit eventuelle Verletzungen schnell behandelt werden können. Laufen Sie – auch im Sommer – nicht barfuß.

Beschwerden, werden die Kontrollintervalle entsprechend verkürzt. Diabetiker sollten ihre Füße mit Hilfe eines Spiegels täglich untersuchen. Barfußlaufen erhöht das Risiko für Fußverletzungen. Deshalb sollten Diabetiker immer Schuhe tragen.

Fußpflege

Pflegen Sie Ihre Füße und cremen Sie diese regelmäßig ein. So können Sie Verletzungen und Infektionen vorbeugen.

Die folgenden Regeln für die Fußpflege sollten Diabetiker beherzigen:

- Tägliche Reinigung mit lauwarmem Wasser.
- Einreiben mit Feuchtigkeitscreme.
- Sachgerechte stumpfe Nagelpflege.
- Beseitigung von Hornhaut.
- Auswahl von geeigneten Schuhen.

Achten Sie beim Baden auf die richtige Temperatur, damit Sie Verbrühungen vermeiden. Um keine Druckstellen zu bekommen sollten Sie für passendes Schuhwerk sorgen und Strümpfe auf dicke Nähte überprüfen.

Zu heißes Wasser kann bei einer fortgeschrittenen Polyneuropathie Verbrühungen der Haut hervorrufen. Deshalb sollten die betroffenen Patienten am besten ein Badethermometer zur Bestimmung der richtigen Temperatur verwenden. Unter Umständen kann es gerade für ältere Patienten hilfreich sein, die Fußpflege durch eine podologische Fachkraft vornehmen zu lassen. Diabetiker sollten besonders auf passendes und bequemes Schuhwerk achten, um Druckstellen und Schwielen zu vermeiden. Auch Strümpfe sollten auf dicke oder drückende Nähte untersucht werden. Besonders bei motorischen Neuropathien kann es auch zu ausgeprägten Fußfehlstellungen kommen. In diesen Fällen wird zu orthopädischen Schuhen geraten.

Da Diabetiker ein großes Risiko für chronische und infizierte Wunden haben, dürfen Pilzinfektionen am diabetischen Fuß keinesfalls in der Selbstmedikation behandelt werden. Sie bedürfen immer der ärztlichen Therapie.

Zusatzempfehlungen

Harnstoffhaltige Fußcremes sind sehr gut zur Pflege Ihrer trockenen Füße geeignet.

Diabetiker freuen sich über Zusatzempfehlungen, die die Fußpflege betreffen. Geeignete Präparate sind etwa harnstoffhaltige Fußcremes, die besonders die trockene Haut an den Füßen mit Feuchtigkeit versorgen. Bei offenen Wunden dürfen harnstoffhaltige Externa allerdings nicht angewendet werden.

Therapie

Die Nervenschädigung können Sie noch aufhalten, wenn Sie zukünftig auf Alkohol verzichten und auf gute Blutzuckerwerte achten.

Die beste Therapie von Neuropathien ist eine normnahe Blutzuckereinstellung. Dadurch kann dem Fortschreiten der Erkrankung Einhalt geboten werden. Auch eine gute Einstellung der Blutfettwerte und des Blutdrucks sowie der Verzicht auf neurotoxische Stoffe wie Alkohol können das Risiko für Neuropathien senken.

Bei schmerzhaften Neuropathien werden Antidepressiva (z. B. Duloxetin) oder Antiepileptika (z. B. Gabapentin) eingesetzt. Auch Opioid-Analgetika kommen zum Einsatz. Medikamentöse Therapieoptionen bei einer verzögerten Magenentleerung sind Metoclopramid und Domperidon. Bei erektiler Dysfunktion können PDE-5-Hemmer (z. B. Sildenafil) verordnet werden.

Wadenkrämpfe werden mit Magnesium (100–300 mg/Tag), Chinin (100–200 mg zur Nacht, kontraindiziert bei Arrhythmien und Nierenfunktionsstörungen) oder muskelrelaxierenden Benzodiazepinen (z. B. Flunitrazepam oder Tetrazepam) therapiert.

Die Wirksamkeit von Alpha-Liponsäure und Vitamin B (Benfotiamin) ist umstritten. Die Leitlinie der Deutschen Gesellschaft für Neurologie zur Therapie neuropathischer Schmerzen bewertet die Evidenzlage zur Wirksamkeit von Alpha-Liponsäure als schwach. Allerdings wird die Therapie mit Alpha-Liponsäure (peroral und als Infusionstherapie) aufgrund der geringen Nebenwirkungen in ausgewählten Fällen bei schmerzhafter diabetischer Polyneuropathie als gerechtfertigt angesehen. Auch für die Wirksamkeit von Vitamin B fehlen nach einem Review der Cochrane Collaboration bisher aussagekräftige Studien (Ang 2008). Da Vitamin B in der Regel aber gut verträglich ist, kann ein Selbstbehandlungsversuch vertreten werden.

Vitamin B hilft nicht bei allen Diabetikern gegen die Nervenschädigung. Aber wenn Sie starke Beschwerden haben, lohnt sich vielleicht ein Versuch.

2.7 Verlaufskontrolle

Die Verlaufskontrolle bei Diabetes mellitus spielt eine wesentliche Rolle, um eine optimale Stoffwechseleinstellung zu gewährleisten. So kann die Dosierung der Arzneimittel angepasst und damit das Risiko von Folgeschäden verringert werden.

2.7.1 Blutzuckermessung

Die Häufigkeit der Selbstkontrolle hängt von der Art der Insulintherapie ab. Bei einer intensivierten Insulintherapie kontrollieren die Patienten ihre Blutzuckerwerte in der Regel abends vor dem Schlafengehen sowie vor den Mahlzeiten, um die prandialen Insulingaben entsprechend anzupassen. In besonderen Situationen, wie beim Sport oder bei Infekten, kann eine häufigere Kontrolle notwendig sein. Daneben wird die gelegentliche Kontrolle der postprandialen Werte bzw. das Erstellen von Tagesprofilen einschließlich einer nächtlichen Messung empfohlen. Die Häufigkeit bzw. die Intervalle werden in Absprache mit dem behandelnden Arzt festgelegt.

Haben Sie mit Ihrem Arzt besprochen, wie häufig Sie Ihren Blutzucker messen sollen?

In besonderen Situationen können häufigere Kontrollen notwendig sein. Was hat der Arzt Ihnen dazu empfohlen?

Bei anderen Therapiearten ist die Häufigkeit der Blutzuckermessung umstritten. Der Nutzen der Blutzucker-Selbstkontrolle für Typ-2-Diabetiker, die lediglich mit oralen Antidiabetika behandelt werden, ist in der Diskussion. Die Verordnung von Blutzuckerteststreifen auf Kosten der gesetzlichen Krankenversicherung ist nicht bundeseinheitlich geregelt. Ein wichtiges Kriterium ist, ob der Patient aus den Blutzuckermessungen therapeutische Konsequenzen ziehen kann, etwa durch Veränderungen im Lebensstil (Ernährung und Bewegung) bzw. Dosisanpassung der Medikation.

Um den Blutzuckerspiegel gut in den Griff zu bekommen, sollten Sie einmal im Quartal mit Ihrem behandelnden Arzt die von Ihnen gemessenen Werte besprechen. Der Arzt wird dann auch den Langzeit-Blutzucker bestimmen, damit unter Umständen die Therapie angepasst werden kann.

Glucose lagert sich im Blut irreversibel an das Hämoglobin der Erythrozyten an. Da die Lebensdauer von Erythrozyten etwa 120 Tage beträgt, liefert die Bestimmung des glykosilierten Hämoglobins (HbA_{1c}) eine Aussage über den durchschnittlichen Glucosespiegel des letzten Vierteljahres. Daher wird der HbA_{1c}-Wert auch als »Langzeitblutzucker« oder »Blutzuckergedächtnis« bezeichnet. Der Anteil der so veränderten roten Blutkörperchen wird als HbA_{1c}-Wert in % bzw. in mmol/mol angegeben.

Glucose kann sich außer an Hämoglobin auch an Albumin anlagern. Das glykosilierte Albumin wird auch als Fructosamin bezeichnet und repräsentiert den durchschnittlichen Blutzuckerspiegel der letzten beiden Wochen. Der Fructosamin-Wert wird in der Praxis meist nicht bestimmt.

Für insulinpflichtige Diabetiker wird empfohlen, den HbA_{1c} vierteljährlich kontrollieren zu lassen und bei dieser Untersuchung auch die Protokolle der Selbstkontrolle zu besprechen.

Für den HbA_{1c}-Wert wird jetzt eine andere Einheit verwendet. Ihre Zielgröße von unter 7 % entspricht dabei in der neuen Einheit unter 53 mmol/mol

Umrechnung HbA_{1c}

Bisher wurde der HbA_{1c}-Wert in % angegeben. Seit dem 01.04.2010 ist die Angabe in mmol/mol verbindlich. Zur Umrechnung dient die folgende Formel:

$$HbA_{1c}\ (\text{mmol/mol}) = (\%\ HbA_{1c} - 2{,}15) \times 10{,}929$$

2.7.2 Urintests

Glucose

Der Arzt hat Ihnen Teststreifen verordnet, mit denen Sie überprüfen können, ob Zucker im Urin enthalten ist. Das ist nur bei sehr hohen Blutzuckerwerten der Fall. Schreiben Sie bitte bei jedem Test das Ergebnis in dieses kleine Heft und nehmen Sie es zu Ihrem nächsten Arzttermin mit.

Die Bestimmung von Glucose im Urin beruht darauf, dass bei physiologischen Blutzuckerwerten über die Niere keine Glucose ausgeschieden wird. Erst ab Werten von 160 bis 180 mg/dl (9 bis 10 mmol/l) – der so genannten »Nierenschwelle« – ist die Rückresorption von Glucose in der Niere nicht mehr komplett möglich, und Glucose ist im Urin nachweisbar.

Die Bestimmung des Harnzuckers erlaubt keine zeitnahe Bestimmung der Blutzuckerwerte. Sie ermöglicht lediglich die Aussage, ob in der Zeit seit der letzten Blasenentleerung die Nierenschwelle überschritten wurde. Für stoffwechselstabile Diabetiker, die nicht mit Insulin behandelt werden, wird in vielen Fällen diese Art der Selbstkontrolle als ausreichend angesehen, besonders auch, da die Harnzuckerbestimmung wesentlich preiswerter ist als die Bestimmung des Blutzuckers. Unzureichend ist die Harnzuckerbestimmung in Situationen, in denen eine möglichst normnahe Stoffwechseleinstellung angestrebt wird, etwa in der Schwangerschaft.

Messen Sie den Harnzucker etwa ein bis zwei Stunden nach dem Frühstück. Tragen Sie neben dem Testergebnis auch die Uhrzeit der Messung und den Zeitpunkt des Frühstücks in das Heft ein.

Wird die Selbstkontrolle des Harnzuckers vom Arzt empfohlen, sollte unbedingt abgeklärt werden, wie hoch die individuelle Nierenschwelle liegt, da verschiedene Erkrankungen Einfluss auf die Glucoseausscheidung im Urin haben kann. Empfohlen wird die Messung etwa ein bis zwei Stunden nach dem Frühstück, wenn die höchsten Blutzuckerwerte zu erwarten sind.

Je nach Art der Teststreifen sind Störungen der Glucosebestimmung im Harn durch andere Substanzen möglich. Daher sollte die Packungsbeilage der Harnteststreifen beachtet werden.

Ketone

Ketonkörper entstehen im Körper bei Insulinmangel durch den Abbau von Fettsäuren. Um einer Ketoazidose frühzeitig zu erkennen und ein diabetisches Koma möglichst zu verhindern, sollten Diabetiker bei Blutzuckerwerten über 250 mg/dl (13,9 mmol/l) die Ketonkörper bestimmen. Von einer Ketoazidose spricht man, wenn bei Blutzuckerwerten über 300 mg/dl (16,7 mmol/l) die Teststreifen auf Ketone zwei- bis dreifach positiv anzeigen.

Eine Messung von Ketonkörpern ist auch im Blut möglich. Bei der Bestimmung im Blut werden Ketonkörper schneller erfasst als bei der Benutzung von entsprechenden Urinteststreifen, allerdings sind die Teststreifen für die Bestimmung im Blut deutlich teurer.

Ketone entstehen, wenn im Körper zu wenig Insulin vorliegt. Um ein drohendes Koma abwenden zu können, sollten Sie bei stark erhöhten Blutzuckerwerten auch die Ketonkörper kontrollieren.

Mikroalbuminurie

Mit dem Test auf Mikroalbuminurie wird überprüft, ob die Filterfunktion der Niere noch intakt ist. Proteine gelangen bei einer gesunden Niere nicht in den Urin. Bei Nierenschädigungen, etwa bei der diabetischen Nephropathie, kann die Filterfunktion der Niere eingeschränkt sein und Proteine im Urin erscheinen. Der Test auf Mikroalbuminurie sollte einmal jährlich durch den Arzt durchgeführt werden.

Der Arzt wird bei Ihnen einmal jährlich kontrollieren, ob Eiweiß im Urin vorhanden ist, um eine Nierenerkrankung rechtzeitig erkennen zu können.

2.7.3 Weitere Kontrolluntersuchungen

Einmal pro Quartal sollte der Blutdruck gemessen werden. Bei insulinpflichtigen Diabetikern empfiehlt sich im gleichen Abstand auch eine Inspektion der Injektionsstellen. Für Diabetiker werden außerdem folgende jährliche Kontrollen empfohlen:

- Kreatinin zur Testung der Nierenfunktion
- Augenkontrolle (zum Ausschluss einer diabetischen Retinopathie)
- Neuropathie-Screening
- Ausführliche diabetische Fußkontrolle (zusätzlich zur vierteljährlichen Routinekontrolle)
- Herz-Kreislaufsystem (z. B. EKG)
- Blutfette: Cholesterin, LDL-/HDL-Cholesterin und Triglyceride

Eine Kontrolle des Körpergewichtes sollte bei jedem Arztbesuch, also mindestens vierteljährlich erfolgen.

Patienten behalten mit dem Gesundheitspass Diabetes (siehe Abb. 2.3) den Überblick über notwendige Kontrolluntersuchungen. Außerdem können individuelle Zielvereinbarungen, etwa zum Körpergewicht, eingetragen werden.

Einmal im Jahr sollten Sie sich beim Arzt ausführlich durchchecken lassen.

Der Gesundheitspass Diabetes wird von der Deutschen Diabetes Gesellschaft herausgegeben und kann über den Kirchheim-Verlag bestellt werden (siehe Kap. 8.3).

Ich gebe Ihnen noch einen Gesundheitspass mit. Hier kann der Arzt Ihnen alle Untersuchungsergebnisse und Termine eintragen – damit haben Sie Ihren Diabetes gut im Griff und können trotz Diabetes noch lange gesund bleiben.

Jahr	Datum (Tag/Monat)	1. Quartal	2. Quartal	3. Quartal	4. Quartal
		/	/	/	/
	Vereinbarte Ziele für dieses Jahr				
Jahresziele	**In jedem Quartal**		(Labor: jeweils 1. Wert im Quartal, je nach Befund häufiger)		
kg	Körpergewicht/Taillenumfang	/	/	/	/
/ mmHg	Blutdruck (5 Min. Ruhe)	/	/	/	/
von bis	Blutzucker nücht./postpr. (s. auch Selbstkontrollwerte)	/	/	/	/
	HbA_{1c}				
	Schwere Hypoglykämien				
pro Woche	Häufigkeit Selbstkontrolle				
	Spritzstellen				
	Rauchen (ja/nein)				
	Einmal im Jahr		(je nach Befund häufiger)		
<	Gesamt-Cholesterin				
> /<	HDL-/LDL-Cholesterin	/	/	/	/
<	Triglyzeride nüchtern				
	Mikro-/Makroalbuminurie				
	S-Kreatinin/eGFR	/	/	/	/
	Augenbefund				
	Körperliche Untersuchung (einschl. Gefäße)				
	Fußinspektion				
	Periph./Auton. Neuropathie				
	Techn. Unters. (z. B. Sono o. B., EKG patholog., Langzeit-RR)				
	Wohlbefinden (Seite 29)				

Abb. 2.3 Gesundheitspass Diabetes. Quelle: Kirchheim Verlag

Tab. 2.2 Empfohlene Kontrolluntersuchungen bei Diabetikern

Täglich bzw. nach Absprache mit dem Arzt ein- bis mehrmals wöchentlich	Blutzucker, Harnzucker, Inspektion der Füße
Vierteljährlich	Besprechung der gemessenen Blutzuckerwerte, HbA_{1c}, Körpergewicht, Blutdruck, Inspektion der Injektionsstellen
Jährlich	Nierenfunktion (Kreatinin, Mikroalbuminurie), Augenkontrolle, Neuropathie-Screening, Ausführliche Fußkontrolle, Herz-Kreislauf-Untersuchung, Blutfette
Bei Bedarf	Ketonkörper

Sie sollten Ihre Blutzuckerwerte alle drei Monate mit Ihrem Arzt besprechen und Ihre Injektionsstellen anschauen lassen. Des Weiteren sollten Sie u. a. einmal im Jahr Ihre Nierenfunktion und Ihre Augen kontrollieren lassen.

3 Beratung zu Ernährung und Bewegung

Durch gesunde Ernährung können Sie Ihren Blutzucker noch stärker senken als mit den meisten Diabetes-Medikamenten.

Während noch bis vor einigen Jahren der Grundsatz galt, dass Diabetiker eine strenge Diät einzuhalten haben, hat sich inzwischen ein grundlegender Paradigmenwechsel vollzogen. Diabeteskost unterscheidet sich grundsätzlich nicht von gesunder Mischkost. Dennoch sind einige Regeln zu beachten, für die das Beratungsgespräch in der Apotheke die Patienten sensibilisieren soll. Ein wichtiger Hinweis für den Patienten: Mit einer bewussten Ernährung und gezielter Bewegung allein lässt sich schon eine erhebliche Reduktion (ein bis zwei Prozentpunkte) des HbA_{1c}-Wertes und damit eine deutlich verbesserte Stoffwechseleinstellung erreichen.

Die ABDA hat Standardarbeitsanweisungen erstellt, die die Ernährungsberatung in der Apotheke erleichtern. Die Themen umfassen:

- Ernährungsberatung von Menschen mit Diabetes
- Ernährungsberatung von Typ-2-Diabetikern zur Gewichtsreduktion
- Bestimmung des Taillenumfangs

3.1 Gewichtsreduktion

Wenn Sie es schaffen, Ihr Körpergewicht zu reduzieren, bekommen Sie den Diabetes besser in den Griff, bleiben länger gesund und müssen weniger Insulin spritzen.

Klinische Untersuchungen haben gezeigt, dass das Körpergewicht eine entscheidende Rolle im Krankheitsverlauf von Diabetes mellitus spielt. Bei einem BMI über 25 kg/m^2 ist die Insulinempfindlichkeit herabgesetzt und die Mortalität steigt. Besonders Patienten mit einem hohen Fettanteil im Bauchbereich weisen ein hohes kardiales Risiko auf. Dagegen kann schon eine auch nur geringe Reduktion des Körpergewichtes die Insulinresistenz und die Glucosetoleranz verbessern. Dazu werden auch weitere Parameter wie Blutfettwerte oder Blutdruck durch das verringerte Körpergewicht gesenkt. Bei insulinpflichtigen Diabetikern führt eine Gewichtsreduktion in der Regel zu einem verringerten Insulinbedarf.

Body-Mass-Index und Taillenumfang

BMI = Körpergewicht (kg)/[Größe (m)]^2

Ein BMI zwischen 18,5 und 24,9 gilt als normalgewichtig. Ab einem BMI von 25 spricht man von Übergewicht, ab einem BMI von 30 von Adipositas.

Der Taillenumfang kann als Indikator für das Risiko adipositasbedingter metabolischer und kardiovaskulärer Erkrankungen dienen. Von einem erhöhten Risiko kann man bei Männern ab einem Taillenumfang von 94 cm, bei Frauen ab 80 cm sprechen. Bei Werten ab 102 cm bzw. 88 cm besteht ein deutlich erhöhtes Risiko.

Der Body-Mass-Index und der Taillenumfang helfen zur Erkennung von Übergewicht und dem Risiko für adipositasbedingte Erkrankungen.

Übergewichtigen Diabetikern (BMI $> 25\,kg/m^2$) wird deshalb empfohlen, das Körpergewicht auf den Normalbereich (BMI zwischen 18,5 und 24,9 kg/m^2) zu senken. Nach der Gewichtsabnahme ist es besonders wichtig Maßnahmen zu treffen, um eine erneute Gewichtszunahme zu vermeiden (so genannter Jojo-Effekt).

Eine dauerhafte Gewichtsabnahme lässt sich nur erreichen, wenn man langsam abnimmt, ca. 0,5 kg pro Woche. Das entspricht einer eingesparten Menge von etwa 3500 kcal. Dazu muss der Patient also täglich 500 kcal weniger zu sich nehmen bzw. mehr verbrauchen.

Um gesund abzunehmen nehmen Sie sich nicht zu viel vor: Auch mit 500 g Gewichtsverlust in der Woche haben Sie bald Ihr ideales Gewicht erreicht und können es auch halten.

Praxistipp

Eine Gewichtsabnahme lässt sich bereits mit kleinen Maßnahmen erreichen, wie einer gesteigerten Bewegung im Alltag z. B. Treppensteigen statt Aufzug, für kleine Wege das Fahrrad statt das Auto benutzen, häufiger ein Spaziergang. In der Ernährung kann auch ohne Verzicht Kalorien gespart werden, beispielsweise Umstieg auf magere Wurst- und Fleischsorten, Reduktion der verzehrten Fleischmenge, mehr Obst und Gemüse in appetitlichen Häppchen, ein Glas Wasser vor dem Essen zur Sättigung und langsameres Essen.

Nutzen Sie öfter mal das Fahrrad oder steigen Sie Treppen statt den Aufzug zu benutzen. Magere Wurst- und Fleischsorten tun Ihrem Körper etwas Gutes.

3.2 Bewegung

Körperliche Aktivität hat zahlreiche Folgen für den Kohlenhydratstoffwechsel. Durch die gesteigerte Muskelaktivität wird die Aufnahme von Glucose in die Muskelzellen gesteigert. Außerdem werden durch körperliche Arbeit Insulinrezeptoren aktiviert, so dass die Insulinresistenz abnimmt. Wenn keine ausreichende Glucosekonzentration im Blut vorliegt, werden unter Beteiligung des Hormons Glucagon die körpereigenen Glykogenvorräte abgebaut sowie die Gluconeogenese in der Leber angeregt.

Es gibt viele Tricks, wie man weniger isst, ohne hungern zu müssen: Essen Sie langsam und kauen Sie bewusst. Trinken Sie vor jeder Mahlzeit ein Glas Wasser und beginnen Sie mit einem Salat als ersten Gang. Sie werden schneller satt und essen automatisch weniger.

Verbinden Sie doch den Nachmittagsausflug mit einem ausgiebigen Spaziergang. So kann es passieren, dass Sie unter Umständen für das Stückchen Kuchen gar kein Insulin spritzen müssen.

Sowohl bei Typ-1- als auch bei Typ-2-Diabetikern beeinflusst körperliche Aktivität die Stoffwechsellage positiv. Für Typ-2-Diabetiker gilt das in besonderem Maß. Speziell hohe Blutzuckerspitzen nach den Mahlzeiten können durch gezielte körperliche Bewegung effizient gesenkt werden.

Liegen bereits diabetische Spätschäden vor, muss die körperliche Betätigung entsprechend angepasst werden. Bei diabetischer Retinopathie sollten Kraftsportarten, die mit Blutdrucksteigerungen verbunden sind, vermieden werden. Ebenso sollte nach Laserung der Netzhaut bzw. einer Augenoperation sechs Wochen lang auf körperliche Anstrengung verzichtet werden. Bei diabetischer Neuropathie sollte auf die Auswahl des geeigneten Schuhwerks geachtet werden, um der Manifestation eines diabetischen Fußes vorzubeugen.

Für Diabetiker mit bestehenden kardiovaskulären Risiken werden Koronarsportgruppen empfohlen, da dort ein notfallmedizinisch versierter Arzt anwesend ist.

3.2.1 Hinweise für Typ-1-Diabetiker

Da die meisten Typ-1-Diabetiker normalgewichtig sind, spielt körperliche Bewegung zur Gewichtsreduktion in der Regel nur eine untergeordnete Rolle. Wichtiger ist die Vermeidung von Hypoglykämien und Ketoazidosen. Die exogene Insulinzufuhr unterdrückt die körpereigene Glucoseproduktion, so dass es leicht zu Unterzuckerungen kommen kann. Deshalb sollten Typ-1-Diabetiker vor jeder sportlichen Betätigung den Blutzucker messen. Je nach angestrebter Sportdauer sollte die Insulindosis reduziert bzw. zusätzliche Kohlenhydrate verzehrt werden. Wichtig ist es außerdem, schnellresorbierbare Kohlenhydrate (Glucose) in der Sportkleidung mitzuführen, damit entstehenden Hypoglykämien schnell vorgebeugt werden kann.

Kontrollieren Sie vor dem Sport den Blutzucker, um gezielt Kohlenhydrate auffüllen zu können. Während des Sports sollten Sie immer Traubenzucker in der Hosentasche bei sich tragen.

Typ-1-Diabetiker reagieren individuell verschieden auf körperliche Belastung. Deshalb sollten sie ein Diabetiker-Tagebuch führen, in dem sie ihre Erfahrungen notieren.

Beim Sport wird der Traubenzucker aus Getränken oder dieser Paste schneller aufgenommen als aus den Traubenzucker-Täfelchen.

Praxistipp

Bei sportlicher Betätigung kommt es zu einer Minderdurchblutung des Magen-Darm-Traktes und damit zu einer Resorptionsverzögerung. Zusätzliche Kohlenhydrate zur Vorbeugung einer Hypoglykämie während der sportlichen Aktivität sollten deshalb bevorzugt in Form glucosehaltiger Getränke zugeführt werden. Damit ist eine ausreichende Resorption auch bei körperlicher Belastung gewährleistet.

Zwischen einer Insulininjektion in den Oberschenkel und dem Beginn der sportlichen Aktivität sollten mindestens 30 Minuten liegen, da sonst die Insulinresorption deutlich gesteigert und das Risiko für eine Hypoglykämie erhöht ist.

Sportarten wie Tauchen, Fallschirmspringen oder Extrem-Klettern bieten besondere Risiken, wenn die Urteilsfähigkeit durch eine Hypoglykämie beeinträchtigt ist. Typ-1-Diabetiker sollten diese Sportarten nur ausüben, wenn sie ihre Blutzuckereinstellung gut im Griff haben und bei einer ärztlichen Untersuchung keine Einwände erhoben werden. Ist während der Sportart keine Blutzuckerregulation möglich, muss auf einen entsprechend hohen Blutzuckerausgangswert geachtet werden.

Achten Sie bei der Wahl des Sports darauf, dass eine mögliche Hypoglykämie Sie nicht gefährdet.

Bei hohen Blutzuckerwerten kommt es durch den relativen Glucosemangel in den Zellen durch Oxidation von Fettsäuren zur Energiegewinnung und damit zur Bildung von Ketonkörpern. In einer solchen Situation kann sportliche Betätigung zu einer Verschlechterung der Stoffwechsellage und zu einer Ketoazidose führen. Daher sollte vor Aufnahme einer körperlichen Aktivität sichergestellt werden, dass ausreichend Insulin zugeführt wird.

Bei zu hohen Blutzuckerwerten müssen Sie auf jeden Fall Insulin spritzen, bevor Sie Sport treiben.

3.2.2 Hinweise für Typ-2-Diabetiker

Übergewicht und Bewegungsmangel zählen neben der genetischen Disposition zu den wichtigsten Ursachen für das metabolische Syndrom und Typ-2-Diabetes. Entsprechend ist neben der Ernährungstherapie körperliche Bewegung eine kausale Therapie bei diesen Krankheitsbildern und bildet eine wichtige Säule in der Behandlung. Durch die Muskelaktivität sinkt die Glucosekonzentration im Blut. Durch vermehrte Aktivität wird Fettgewebe abgebaut und damit die Insulinempfindlichkeit erhöht. Ein aktiver Lebensstil bei einer gestörten Glucosetoleranz kann die Entwicklung des Vollbildes eines Typ-2-Diabetes verhindern oder zumindest hinauszögern. Gleichzeitig verbessern sich auch Blutfettwerte und Blutdruck, so dass das Risiko für Mikro- und Makroangiopathien sowie die Mortalität deutlich sinkt. Bewegung kann die Lebensqualität von Typ-2-Diabetikern also deutlich steigern.

Bewegung tut Ihrem Körper sehr gut. Sie bewirkt, dass Zucker aus Ihrem Blut abgebaut wird. Außerdem wirkt sie sich positiv auf den Blutdruck und die Blutfettwerte aus.

Bei der Auswahl der Sportarten sollte vor allem darauf geachtet werden, dass der Patient sie gerne ausübt und Freude an einem aktiven Lebensstil entwickelt. Zum Scheitern verurteilt sind Ansätze, die den Patienten körperlich und psychisch überfordern. Besonders Ausdauersportarten wie Nordic Walking, Wandern, Radfahren, Schwimmen oder Gymnastik können die Stoffwechsellage deutlich verbessern. Diese Sportarten sind auch für Menschen mit geringem sportlichem Vorleben geeignet. Begonnen wird mit kurzen Bewegungseinheiten, die dann langsam auf drei- bis viermal wöchentlich jeweils 30 bis 60 Minuten gesteigert werden. Für Kurse, die die Kriterien der Primärprävention erfüllen, zahlen die meisten Krankenkassen großzügige Zuschüsse (ca. 75–80 % der Kurskosten).

Suchen Sie sich eine Sportart, die Ihnen Freude macht, und laden Sie auch Ihren Partner und Freunde ein mitzumachen.

Kommen Sie nach dem Spaziergang doch in die Apotheke. Bei der Blutzuckermessung werden Sie sehen, wie stark die Bewegung den Blutzucker gesenkt hat.

Den inneren Schweinehund überwinden

- Sich zum Sport mit Freunden verabreden – dann sinkt die Hemmschwelle, den Sport heimlich ausfallen zu lassen.
- Regelmäßig den Blutzucker messen – so kann man leicht die positive Auswirkung der körperlichen Betätigung auf den Stoffwechsel erkennen.
- Sich für die Anstrengung belohnen – beispielsweise mit einem schönen Kleidungsstück in einer Größe, in die man ohne Gewichtsreduktion nicht hineingepasst hätte.

Typ-2-Diabetiker, die mit Insulin oder Sulfonylharnstoffen bzw. Gliniden therapiert werden, sollen die gleichen Vorkehrungen treffen, wie in Kapitel 3.2.1 beschrieben (Reduktion der Insulindosis bzw. der Medikamente und zusätzliche Kohlenhydratzufuhr).

3.3 Ernährung bei Diabetes

Diabetiker dürfen grundsätzlich alles essen, was auch gesunde Menschen essen. Sie brauchen für Ihren Mann also nicht gesondert kochen.

In den letzten Jahren hat sich bei den Ernährungsempfehlungen für Diabetiker ein Paradigmenwechsel vollzogen. Statt einer speziellen Diät gilt nun der Grundsatz, dass sich die Ernährung des Diabetikers nicht grundlegend von der unterscheidet, die auch für stoffwechselgesunde Personen empfohlen wird. Im Folgenden werden die Grundsätze einer gesunden Ernährung aufgezeigt und auf die Besonderheiten bei Diabetikern eingegangen.

3.3.1 Grundsätze der gesunden Ernährung

Nehmen Sie weniger Kalorien zu sich, damit Sie Ihr Übergewicht abbauen können. So können Sie den Blutzuckerspiegel besser beeinflussen.

Grundsätzlich gilt, dass die aufgenommene Energiemenge dem jeweiligen Kalorienbedarf angepasst werden muss. Bei übergewichtigen Diabetikern ist die Energiezufuhr also entsprechend zu reduzieren (siehe Kap. 3.1). Für den Blutzuckerspiegel sind hauptsächlich Art und Menge der zugeführten Kohlenhydrate wichtig. Fette und Proteine in normalen Mengen beeinflussen den Blutzuckerspiegel nicht in nennenswertem Maß.

Kohlenhydrate

Inzwischen weiß man, dass gerade auch Diabetiker reichlich Brot, Nudeln und Kartoffeln essen sollten.

Entgegen früheren Hypothesen sollen Kohlenhydrate mit ca. 45–60 % der aufgenommenen Energie den Hauptbestandteil der Nahrung ausmachen. Studien konnten zeigen, dass Diabetiker von einer reduzierten Kohlenhydratzufuhr nicht profitieren. Wichtig ist allerdings, komplexe Kohlenhydrate zu bevorzugen. Darunter versteht man – im Gegensatz zu einfachen Kohlenhydraten wie etwa Saccharose – Kohlenhydrate, die den Blutzuckerspiegel nur langsam ansteigen lassen und die Insulinsekretion weniger stark stimulieren. Chemisch betrachtet kommen dafür Polysaccharide (z. B. Stärke) in Verbindung mit

Ballaststoffen, wie etwa in Vollkornbrot, in Frage. Aufschluss über die Auswirkung auf den Blutzuckerspiegel liefert auch der glykämische Index bzw. die glykämische Last. Günstig für Diabetiker sind Nahrungsmittel mit einem niedrigen glykämischen Index bzw. einer niedrigen glykämischen Last. Ballaststoffe verzögern die Resorption von Kohlenhydraten und sorgen so für flachere Blutzuckerspiegel.

Bevorzugen Sie Kohlenhydrate, die langsam ins Blut gehen, beispielsweise Vollkornbrot.

Definition

Der glykämische Index (GI) ist ein Maß für die Reaktion des Organismus auf die Zufuhr von Kohlenhydraten. Er beschreibt, wie stark ein Lebensmittel den Blutzuckerwert im Vergleich zu Glucose ansteigen lässt. Die glykämische Last (GL) berücksichtigt zusätzlich noch die üblichen Portionsgrößen der Lebensmittel. Damit kann die glykämische Last noch besser als der glykämische Index Aufschluss darüber liefern, wie stark der Verzehr des jeweiligen Lebensmittels zu einem Anstieg des Blutzuckerspiegels führt. Vollkornbrot hat etwa eine niedrigere glykämische Last als Weißbrot.

Der glykämische Index ist ein Anhaltspunkt dafür, wie schnell die Kohlenhydrate aus dem Lebensmittel ins Blut gehen. Ein niedriger glykämischer Index ist für Sie besonders vorteilhaft.

Besonders geeignete kohlenhydrathaltige Lebensmittel für Diabetiker sind Hülsenfrüchte und Vollkornprodukte. Der Verzehr von fünf Portionen Obst und Gemüse am Tag gewährleistet eine ausreichende Versorgung mit Mikronährstoffen. Freier Zucker (wie etwa Saccharose) kann in kleinen Mengen (maximal 50 Gramm pro Tag, unter 10% der Gesamtenergiezufuhr) Bestandteil der Ernährung sein. Am besten geschieht das in Verbindung mit komplexen Kohlenhydraten, Fett oder Proteinen, da so der Blutzuckeranstieg verlangsamt ist. Fette und Proteine verzögern die Resorption von Kohlenhydraten. Mehrere kleine Mahlzeiten über den Tag verteilt sind günstiger als wenige große.

Diabetiker, die Insulin spritzen bzw. Sulfonylharnstoffe einnehmen, müssen die Menge, Art und Verteilung der Kohlenhydrate über den Tag mit dem Zeitpunkt und Dosierung ihrer Medikamente abgleichen. Wenn Insulin bereits gespritzt bzw. Sulfonylharnstoffe oder Glinide eingenommen wurden, darf die entsprechende Mahlzeit nicht ausgelassen werden. Je nach Art der Therapie, etwa bei langwirksamen Sulfonylharnstoffen, können Zwischenmahlzeiten notwendig sein.

Essen Sie täglich fünf Portionen Obst und Gemüse, damit Sie ausreichend mit allen notwendigen Stoffen versorgt sind. Normalen Zucker sollten Sie nur in kleinen Mengen und in Verbindung mit anderen Kohlenhydraten oder Fett zu sich nehmen, da er sonst den Blutzuckerspiegel in die Höhe schießen lässt. Ihre Bauchspeicheldrüse wird weniger belastet, wenn Sie mehrere kleine Mahlzeiten zu sich nehmen.

Wegen Ihrer Medikamente bzw. wegen des Insulins sollten Sie sich an die Empfehlungen des Arztes halten, wie Sie die Mahlzeiten über den Tag verteilen sollen.

Für den Gehalt an Kohlenhydraten in Lebensmitteln gibt es verschiedene Hilfsgrößen, die die richtige Zuordnung von Nahrungszufuhr und notwendiger Insulindosis erleichtern. Eine Kohlenhydrateinheit entspricht 10 Gramm Kohlenhydraten, eine Broteinheit 12 Gramm. Die heute am häufigsten verwendete Größe ist die Kohlenhydrat-Portion mit 10 bis 12 Gramm Kohlenhydraten, die sich auf den Anteil der verdaulichen Kohlenhydraten ohne Ballaststoffe bezieht. Entsprechende Tabellen erleichtern besonders zu Beginn einer Diabetestherapie

Tabellen können Ihnen gerade jetzt zu Beginn Ihrer Diabetestherapie bei der Nahrungsmittelauswahl helfen.

die Nahrungsmittelauswahl. Später sollten Diabetiker aber lernen, auch ohne Tabelle den Kohlenhydratgehalt einer Mahlzeit zu schätzen, damit sie auch bei nicht selbst zubereiteten Mahlzeiten die richtige Insulindosis applizieren können.

Der Insulinbedarf zu den Mahlzeiten kann individuell unterschiedlich sein. Auch ändert er sich im Laufe des Tages und liegt beispielsweise morgens höher als mittags. Deshalb ist bei der Insulintherapie für jeden Patienten individuell festzulegen, wie viele Einheiten Insulin er pro Kohlenhydrat-Portion benötigt.

Fette

Versuchen Sie, vor allem tierische Fette einzusparen. Sie verstecken sich in Wurst und Fleisch. Pflanzliche Öle wie Rapsöl oder Olivenöl sind gut für Ihre Blutgefäße und helfen Arteriosklerose vorzubeugen.

Verwenden sie bevorzugt fettarme Varianten von Wurst und Fleisch sowie Milchprodukten.

Essen Sie zwei bis drei Portionen Seefisch pro Woche. Damit können Sie Ihre Blutfette günstig beeinflussen.

Fette sollten maximal 35 % der zugeführten Gesamtenergie bilden. Bei übergewichtigen Diabetikern empfiehlt sich sogar eine Reduktion auf maximal 30 %. Ungesättigte Fettsäuren, wie sie etwa in pflanzlichen Ölen vorkommen sollten bevorzugt werden, da sie den Lipidstoffwechsel günstig beeinflussen. In tierischen Produkten kommen hauptsächlich gesättigte Fettsäuren vor, deren Konsum eingeschränkt werden sollte. Fett kann leicht durch einen geringeren Konsum von sichtbarem Fett eingespart werden, wenn beispielsweise bei Fleisch und Wurst ein Fettrand entfernt wird sowie mit Streich- und Bratfetten sparsam umgegangen wird. Ebenso wichtig ist es aber auch, auf die versteckten Fette zu achten, wie sie etwa in Wurst- oder Käseaufschnitt, Schokolade und Gebäck vorkommen. Bei Wurst- und Fleischwaren sowie Milchprodukten sollten fettarme Varianten bevorzugt werden. Die tägliche Cholesterinzufuhr sollte auf 300 mg beschränkt und bei erhöhtem LDL-Cholesterin sogar noch weiter gesenkt werden. Insgesamt empfiehlt sich, die verzehrten Mengen an Wurst und Fleisch zu reduzieren und dafür lieber zwei bis drei Portionen Seefisch pro Woche auf den Tisch zu bringen. Die darin enthaltenen Omega-3-Fettsäuren können die Blutfettwerte senken. Außer in fettem Seefisch sind Omega-3-Fettsäuren auch in pflanzlichen Ölen (vor allem in Raps- und Sojaöl) sowie in Nüssen und grünem Blattgemüse enthalten.

Proteine

Wenn der Arzt bei Ihnen Nierenschäden festgestellt hat, sollten Sie weniger Eiweiß essen.

Wie bei Stoffwechselgesunden sollte auch bei Diabetikern die Proteinzufuhr etwa 10–20 % der zugeführten Nahrungsenergie ausmachen. Dies gilt jedoch nur bei einer intakten Nierenfunktion. Liegt dagegen eine manifeste Nephropathie vor, sollte die Proteinzufuhr auf ca. 0,8 Gramm pro Kilogramm Körpergewicht beschränkt werden, um die Nieren nicht zusätzlich zu belasten.

Sonstige Hinweise

Nehmen Sie Alkohol immer nur in Verbindung mit Kohlenhydraten zu sich. Er kann sonst eine lang anhaltende Unterzuckerung hervorrufen.

Die tägliche Kochsalzzufuhr sollte – wie auch bei Nicht-Diabetikern – auf maximal sechs Gramm beschränkt werden. Ein moderater Alkoholgenuss (10 Gramm/Tag für Frauen, 20 Gramm/Tag für Männer) ist im Rahmen einer kohlenhydrathaltigen Mahlzeit möglich. Alkohol sollte keinesfalls ohne zusätzliche Kohlenhydrate verzehrt werden, da Alkohol eine tiefe und lang anhaltende

Hypoglykämie hervorrufen kann. Zu bevorzugen sind Alkoholsorten, die selbst nur wenig Kohlenhydrate liefern, wie etwa trockene Weine. Bei Bier ist zu beachten, dass über das alkoholische Getränk eine erhebliche Menge schnellwirksamer Kohlenhydrate zugeführt werden, die bei der Gesamt-Kohlenhydratmenge bzw. bei der Insulindosierung berücksichtigt werden müssen. Alkohol liefert ähnlich viele Kalorien wie Fett, deshalb sollten Übergewichtige den Alkoholkonsum stark einschränken. Ähnliches gilt bei Bluthochdruck und Hypertriglyceridämie. Gänzlich auf Alkohol verzichten sollten Diabetiker bei Schwangerschaft, einer Vorgeschichte mit Pankreatitis oder Alkoholabusus, starker Hypertriglyceridämie, fortgeschrittener Neuropathie sowie erektiler Dysfunktion.

Wenn Sie Wein trinken wollen, sollten Sie sehr trockene Weine bevorzugen. Sie enthalten weniger Kohlenhydrate.

Praxistipp

Für viele fettreiche Nahrungsmittel gibt es fettarme Varianten, die den Genuss nicht schmälern. Beispiele sind: fettarmer Joghurt statt Sahnejoghurt als Nachtisch, Putenbrust statt Salami als Brotbelag, Pellkartoffeln statt Pommes Frites als Beilage, zum Nachmittagskaffee Hefe-Obstkuchen statt Sahnetorte. Damit lassen sich Fett und vor allem gesättigte Fettsäuren einsparen.

Achten Sie beim Einkauf doch einmal bewusst auf den Fettgehalt von Wurst und Milchprodukten und kaufen Sie die fettarmen Sorten.

3.3.2 Diabetikerprodukte und Süßungsmittel

Für Diabetiker werden häufig alternative Süßungsmittel angeboten, um Haushaltszucker einzusparen. Dabei unterscheidet man Zuckeraustauschstoffe und Süßstoffe. Zuckeraustauschstoffe wie Fructose, Xylit, Sorbit, Mannit und Isomalt besitzen einen ähnlich hohen Energiegehalt wie Saccharose. Sie werden teilweise insulinunabhängig verstoffwechselt und erhöhen den Blutzuckerspiegel nur langsam. Im Vergleich zu kleinen Mengen Saccharose in Kombination mit komplexen Kohlenhydraten haben sie jedoch keine Vorteile, können allerdings bei Verzehr von größeren Mengen zu Blähungen und Durchfällen führen. Deshalb werden sie von den Fachgesellschaften nicht mehr zur Verwendung empfohlen. Das liegt auch darin begründet, dass eine Deklaration von Süßwaren als Diabetiker-Produkte leicht dazu verleitet, größere Mengen davon zu konsumieren. Gleiches gilt auch für »Diabetiker-Gebäck«, bei dem häufig der Energie- und Fettgehalt übersehen wird.

Fruchtzucker ist im Wesentlichen für Diabetiker nicht besser als normaler Haushaltszucker.

Im Gegensatz dazu können Süßstoffe, die keine Kalorien liefern, bedenkenlos zum Süßen von Desserts oder Getränken eingesetzt werden. Stoffe wie Saccharin, Cyclamat oder Aspartam beeinflussen den Blutzuckerspiegel nicht.

Verwenden Sie zum Süßen von Tee, Kaffee oder Quarkspeisen Süßstoffe, die sich nicht auf den Blutzuckerspiegel auswirken.

Süßes bei Diabetes

Süßigkeiten sind bei Diabetikern nicht grundsätzlich verboten. Allerdings sollte immer der Energiegehalt berücksichtigt werden. Bis zu 50 Gramm Saccharose können in Verbindung mit Mahlzeiten pro Tag verzehrt werden. Besonders müssen Diabetiker auf versteckten Zucker achten, beispielsweise in Soft Drinks oder wenn bei Lebensmitteln Honig oder Dicksäfte zum Süßen verwendet werden (häufig als »ohne Kristallzuckerzusatz« deklariert). In vielen Backrezepten kann ohne Geschmacksverlust der Zuckeranteil um ein Viertel bis ein Drittel reduziert werden. Der Verzehr von speziellen Diabetikerprodukten wie Diabetikerschokolade oder Diabetikerkeksen wird von den Fachgesellschaften nicht mehr empfohlen.

Wenn Sie für Ihren Mann Kuchen backen, müssen Sie keine Zuckeraustauschstoffe verwenden. Reduzieren Sie lieber den Zuckergehalt des Rezeptes um ein Drittel. Natürlich sollte es nicht jeden Tag Kuchen geben. Diabetikerschokolade ist nicht notwendig. Ab und zu ein Stückchen normale Schokolade ist ok. Das sollten Sie natürlich nicht zu oft machen.

3.3.3 Nahrungsergänzungsmittel

Die Leitlinie der Deutschen Diabetes Gesellschaft zur Ernährung bei Diabetes mellitus weist darauf hin, dass durch eine ausgewogene Ernährung alle notwendigen Vitamine und Mineralstoffe aufgenommen werden und daher die Verwendung von Nahrungsergänzungsmitteln nicht notwendig ist. Da zu solchen Supplementen auch bisher keine überzeugenden Studien zu Wirksamkeit und Langzeitfolgen vorliegen, kommt die DDG zu dem Schluss, dass die Präparate nicht empfohlen werden können. Ähnliches gilt auch für Nahrungsergänzungsmittel auf Basis von Zimt oder Bittermelone.

Untersuchungen haben gezeigt, dass die Zimtkapseln bei den meisten Diabetikern den Blutzucker nicht verbessern.

Diabetes und orthomolekulare Medizin

In der orthomolekularen Medizin werden Diabetikern zur Verbesserung der Stoffwechsellage verschiedene Mikronährstoffe empfohlen. Dazu gehören etwa Vitamin D, Magnesium, Chrom, Vitamin B_1 und B_{12}, Vitamin C und Omega-3-Fettsäuren. Diese Empfehlungen beruhen allerdings nicht auf klinischen Studien, die den Qualitätskriterien der evidenzbasierten Medizin entsprechen.

Als Diabetiker sollten Sie besonders darauf achten, dass Sie mit allen nötigen Vitaminen, Mineralstoffen und Spurenelementen versorgt sind.

4 Beratung bei der Abgabe von rezeptpflichtigen Arzneimitteln

Diabetes ist eine chronische Erkrankung. Daher kommt der Apotheke die wichtige Aufgabe zu, Diabetiker in ihrer Therapietreue zu unterstützen. Eine wichtige Säule der Therapie stellen Arzneimittel mit Wirkung auf den Kohlenhydrat-Stoffwechsel dar. Neben Insulin unterscheidet man nicht-insulinotrope Substanzen wie Metformin, Glucosidasehemmer und die Glitazone sowie Arzneistoffe, die die Insulinsekretion aus dem Pankreas stimulieren (Sulfonylharnstoffe, Glinide, Inkretinmimetika und DPP-4-Hemmer).

4.1 Fünf Beratungsgrundsätze

Die BAK-Leitlinie zur Beratung bei der Abgabe von verschreibungspflichtigen Arzneimitteln sieht ein umfangreiches Gespräch mit dem Patienten vor (siehe Kap. 4.2). Nicht immer ist im Apothekenalltag so viel Zeit. Dennoch sollte der Patient zumindest das Angebot einer „Basisberatung“ erhalten. Eine Hilfestellung dazu bieten die folgenden Beratungsgrundsätze.

4.1.1 Medikamente regelmäßig einnehmen

Diabetes mellitus ist eine chronische Erkrankung, deren Spätfolgen dem Patienten in frühen Stadien der Krankheit häufig nicht bewusst sind. Gerade weil häufig keine spürbare Beeinträchtigung vorliegt, leidet gelegentlich die Motivation des Patienten, seine Medikamente regelmäßig einzunehmen. Das ist besonders dann der Fall, wenn Nebenwirkungen spürbar werden. Das pharmazeutische Personal sollte daher den Diabetiker darin bestärken, die medikamentöse Therapie so fortzuführen, wie der Arzt es vorgesehen hat. Unter Umständen kann es hilfreich sein, die Beratung zum Krankheitsbild zu wiederholen (siehe Kap. 1). Eine einfache Kontrolle des Medikamentenverbrauchs ermöglicht die Kundenkarte. Hier kann die Apotheke anhand des Abgabedatums des letzten Rezeptes leicht nachvollziehen, ob der Patient seine Arzneimittel wie verschrieben einnimmt.

Vertragen Sie Ihre Tabletten gut?

Die regelmäßige Einnahme Ihrer Medikamente ist wichtig, um Herz, Augen und Nieren noch lange gesund zu erhalten.

4.1.2 Zu Bewegung und gesunder Ernährung motivieren

Wie gefällt Ihnen der neue Gymnastikkurs, den Sie letzten Monat begonnen haben?

Nichtmedikamentöse Therapiemaßnahmen haben bei Diabetes einen hohen Stellenwert. Deshalb sollte bei jedem Patientenkontakt das Gespräch auf die Themen Bewegung und Ernährung gelenkt werden (siehe Kap. 3): Aktive Anteilnahme an den sportlichen Aktivitäten des Patienten und gezielte Tipps erhöhen seine Motivation. Die Abgabe von Ernährungsbroschüren oder Rezepten können den Diabetiker dazu bringen, sich wieder einmal mit dieser Thematik zu beschäftigen.

4.1.3 Blutzucker messen

Funktioniert Ihr Messgerät noch gut?

Wenn Sie regelmäßig Ihre Werte messen und aufschreiben können Sie gut erkennen, wie Ihre Spaziergänge den Blutzucker senken.

Die Messung des Blutzuckers stellt für insulinpflichtige Diabetiker eine wichtige Hilfe dar, um die benötigte Insulindosis abschätzen zu können. Daneben ist die Blutzuckermessung eine einfache Möglichkeit, die Auswirkungen von medikamentösen und nicht-medikamentösen Therapiemaßnahmen sichtbar zu machen. Für Diabetiker, die selbst ihren Blutzucker messen, können Service-Artikel wie Diabetiker-Tagebücher ein guter Gesprächseinstieg sein. Bei der Abgabe von Teststreifen sollte das pharmazeutische Personal sich auch erkundigen, ob das Messgerät noch wie erwartet funktioniert. Da bei nicht-insulinpflichtigen Diabetikern häufig keine Teststreifen verordnet werden, kann die Blutzuckermessung in der Apotheke eine wichtige Dienstleistung sein: So kann veranschaulicht werden, wie der nachmittägliche Spaziergang den Blutzucker senkt.

4.1.4 Folgeschäden vermeiden

Haben Sie schon einen Termin beim Augenarzt bekommen?

Das Krankheitsbild bei Typ-2-Diabetes entwickelt sich nur schleichend. Deswegen ist vielen Patienten das Risiko von Folgeschäden an Augen, Blutgefäßen, Nerven und Nieren nicht bewusst. Die Apotheke sollte daher auch auf notwendige Kontrolluntersuchungen hinweisen (siehe Kap. 2.7). Der Gesundheitspass Diabetes kann als Service-Artikel hier wertvolle Dienste leisten.

4.1.5 Unterstützung anbieten

Wie kommen Sie mit Ihrem Diabetes zurecht?

Diabetiker müssen als Patienten mit einer chronischen Erkrankung mit einer großen psychischen Belastung fertigwerden. Gleichzeitig müssen sie ihre Krankheit aber aktiv annehmen, um ihre Gesundheit möglichst lange aufrecht zu erhalten. Die Apotheke kann durch aufmerksames Nachfragen daher eine wertvolle Unterstützung sein. Einfache offene Fragen können ein guter Gesprächseinstieg sein.

4.2 Information und Beratung bei der Abgabe

Nach der BAK-Leitlinie (siehe Kap. 9.3) soll der Patient bei der Abgabe von rezeptpflichtigen Arzneimitteln – je nachdem, ob eine Erst- oder Wiederholungsverordnung vorliegt – mit bestimmten Informationen versorgt werden. Typische Inhalte der Beratung und die Fragen, die beantwortet werden sollen, sind im Folgenden aufgeführt.

4.2.1 Erstverordnung

- Orientierung über das Krankheitsbild:
  Wie entsteht die Krankheit? Welche Faktoren spielen dabei eine Rolle? Welche Symptome und Folgeerscheinungen können auftreten?
- Sinn der medikamentösen Therapie, Nutzen des Arzneimittels für den Patienten:
  Wie hängt die Therapie mit der Erkrankung zusammen? Welchen konkreten Gewinn an Lebensqualität erhält der Patient, wenn er die Therapie wie verordnet anwendet?
- Informationen zu Dosierung, Anwendung und Lagerung:
  Wie häufig und zu welchem Zeitpunkt müssen die Tabletten eingenommen werden? Welchen Einfluss haben Nahrungs- oder Genussmittel auf die Arzneimittelwirkung? Wie muss das Arzneimittel aufbewahrt werden, um wirksam zu sein? Bei parenteralen Arzneimitteln: Welche Hinweise zur Applikation sollten beachtet werden?
- Hinweis auf häufig auftretende Nebenwirkungen und ggf. Handlungsbedarf:
  Auf welche unerwünschten Wirkungen muss der Patient vorbereitet sein? Wie soll er sich bei Auftreten verhalten? Wann ist es notwendig, die Therapie abzubrechen bzw. den Arzt aufzusuchen?
- Hinweise auf Wechselwirkungen:
  Mit welchen anderen Medikamenten, die der Patient regelmäßig anwendet, bestehen Interaktionen? Welche Arzneimittel der Selbstmedikation sollten vermieden werden?
- Weitere Informationen, z. B. zu Ernährungsfragen und Signal, für weitere Fragen offen zu sein:
  Wie kann der Patient selbst dazu beitragen, dass die Krankheit wirksam behandelt wird?

Da diese Informationen in der Regel sehr umfangreich sind, empfiehlt sich, dem Patienten einen ausgearbeiteten Handzettel mit den wichtigsten Hinweisen mitzugeben. So kann er sich zu Hause noch mal in Ruhe mit den Informationen beschäftigen. Der Handzettel sollte auch das Angebot enthalten, bei Fragen die Apotheke persönlich oder telefonisch kontaktieren zu können. Dazu ist die Angabe der Telefonnummer hilfreich.

Hat der Arzt Ihnen erklärt, weshalb man Diabetes nicht auf die leichte Schulter nehmen darf?

Wenn Sie die Medikamente regelmäßig einnehmen, können Sie sich noch lange an gesunden Augen und Füßen freuen.

Nehmen Sie die Tabletten immer eine halbe Stunde vor den Mahlzeiten ein. Bewahren Sie die Penpatronen, die Sie noch nicht in Benutzung haben, im Kühlschrank im Gemüsefach auf.

Wenn Sie Anzeichen einer Unterzuckerung bemerken, etwa Schwitzen oder Zittern, essen Sie gleich zwei Stücke Traubenzucker oder trinken Sie ein Glas Apfelsaft.

Die Wirkung Ihrer Medikamente kann durch andere Arzneimittel beeinflusst werden.

Ich gebe Ihnen noch eine Broschüre über gesunde Ernährung bei Diabetes mit. Bei Fragen bin ich gerne für Sie da.

4.2.2 Wiederholungsverordnung

Vertragen Sie die Tabletten gut? Haben Sie bei der letzten Kontrolluntersuchung schon gesehen, dass die Tabletten den Blutzucker gesenkt haben? Kommen Sie mit dem Pen gut zurecht? Wenn Sie noch weitere Fragen haben, können Sie gerne auf uns zukommen.

Bei einer Wiederholungsverordnung sollte sich das pharmazeutische Personal vergewissern, dass der Patient noch über die wichtigsten Hinweise informiert ist (siehe Kap. 4.1.1). Zusätzliche Inhalte können sein:

- Erfahrungen oder Probleme bei der Anwendung.
- Abklären von weiterem Informationsbedarf.

4.3 Allgemeine Hinweise zu Wechselwirkungen

Viele Arzneistoffe können die Wirkung von Antidiabetika beeinflussen. Mal verstärken und mal schwächen sie die Wirkung ab. Ich empfehle Ihnen, bei neuen Medikamenten zu Beginn häufiger Ihren Blutzucker zu messen. Auch Alkohol beeinflusst Ihre Mittel gegen Diabetes, der Blutzucker wird stärker gesenkt.

Für viele Antidiabetika bestehen Wechselwirkungen mit anderen Arzneistoffen, die den Blutzuckerspiegel beeinflussen. Die wichtigsten Interaktionen sind in Tabelle 4.1 aufgeführt. Spezielle Wechselwirkungen einzelner Arzneistoffe finden sich bei den jeweiligen Substanzen.

Zu beachten ist außerdem, dass sich Kombinationen von Antidiabetika in ihrer blutzuckersenkenden Wirkung verstärken. Dadurch kann auch das Risiko für Hypoglykämien verstärkt sein. Weitere Arzneimittel, die die Wirkung von Antidiabetika verändern können, sind Schilddrüsenhormone bzw. Thyreostatika, Sympathomimetika, Thiazid-Diuretika sowie Estrogene und Gestagene. Diese Wechselwirkungen treten aber seltener auf bzw. sind nicht in allen Fällen klinisch relevant. Grundsätzlich ist zu empfehlen, dass bei der Neuverordnung anderer Medikamente der Blutzuckerspiegel zu Beginn häufiger gemessen werden soll.

Nehmen Sie Alkohol nur in kleinen Mengen und immer in Verbindung mit Kohlenhydraten zu sich.

Tab. 4.1 Allgemeine Wechselwirkungen von Antidiabetika

Partner	Effekt	Maßnahme
Betablocker (v. a. nicht-kardioselektive), auch in Ophthalmika	Verstärkte Blutzuckersenkung, Maskierung einer Hypoglykämie	Möglichst kardioselektive Substanzen einsetzen. Sorgfältige Überwachung, Patientenhinweis auf veränderte Hypoglykämie-Symptome
Alkohol	Verstärkte Blutzuckersenkung	Alkohol nur in kleinen Mengen und in Verbindung mit kohlenhydratreichen Mahlzeiten
Glucocorticoide (Effekt substanzabhängig)	Verminderte Blutzuckersenkung	Sorgfältige Überwachung und ggf. Dosisanpassung

4.4 Beratung bei der Abgabe von Insulin

Die Therapie mit Insulin hat einen hohen Stellenwert in der Behandlung des Diabetes mellitus. Da bei Typ-1-Diabetikern die Bauchspeicheldrüse kein Insulin mehr produziert, wird sofort nach Diagnosestellung mit der Applikation von Insulin begonnen. Bei Typ-2-Diabetikern ist eine Therapie mit Insulin dann angezeigt, wenn diätetische Maßnahmen und orale Antidiabetika nicht zu einer ausreichenden Einstellung des Blutzuckers führen bzw. wenn Kontraindikationen gegen orale Antidiabetika vorliegen. Für alle Diabetiker sollte die Art von Insulintherapie gewählt werden, die für sie am besten geeignet ist. Dabei sollen Lebensqualität, Fähigkeit des Patienten zur selbständigen Therapiesteuerung und weitere individuelle Parameter berücksichtigt werden. Ausführliche Hinweise finden sich in den aktuellen Leitlinien der Deutschen Diabetes Gesellschaft (siehe Kap. 9.1).

Ihr Körper braucht Insulin. Da Ihre Bauchspeicheldrüse Insulin nicht mehr (ausreichend) selbst herstellen kann müssen Sie es von außen zuführen.

4.4.1 Wirkungsweise

Insulin ersetzt das körpereigene Hormon, das bei Diabetikern nicht oder unzureichend gebildet wird. Im Körper sorgt Insulin dafür, dass Glucose in die Zellen aufgenommen werden kann. Über diesen Mechanismus senkt es den Blutzuckerspiegel.

Insulin ist wie ein Schlüssel, es schließt die Körperzellen für Zucker auf. Damit kann der Zucker in den Zellen verbrannt werden und für Energie sorgen.

4.4.2 Handelspräparate

Während früher Insulin aus tierischen Quellen (Rind oder Schwein) benutzt wurde, wird heute ausschließlich Humaninsulin eingesetzt, das gentechnologisch hergestellt wird. Seit einigen Jahren sind auch abgewandelte Humaninsuline, die so genannten Insulinanaloga, auf dem Markt, die über besondere pharmakokinetische Eigenschaften verfügen.

Insuline unterscheidet man hauptsächlich nach der Geschwindigkeit des Wirkungseintritts sowie der Wirkdauer.

Heute wird nur noch gentechnologisch hergestelltes Humaninsulin eingesetzt.

Normal- oder Altinsuline (kurzwirksam)

Unter Normal- oder Altinsulin versteht man gelöstes Insulin, das keine Zusätze zur Resorptionsverzögerung enthält. Dadurch tritt die Wirkung sehr schnell ein (nach etwa 30 Minuten), hält aber nur etwa 4–6 Stunden an.

Das Normalinsulin wirkt schnell und kurz. Deshalb wird es kurz vor dem Essen gespritzt, um die hohen Blutzuckerspiegel abzufangen.

Tab. 4.2 Fertigarzneimittel Humaninsulin

Wirkstoff	Handelspräparat
Humaninsulin	Actrapid®, Berlinsulin® H Normal, Insulin B. Braun Rapid, Insuman® Rapid, Huminsulin® Normal

Kurzwirksame Insulinanaloga

Kurzwirksame Insulinanaloga wirken sehr schnell, innerhalb von 15 Minuten. Die Wirkung hält 2–3 Stunden an.

Die kurzwirksamen Insulinanaloga zeichnen sich durch einen sehr schnellen Wirkungseintritt von etwa 15 Minuten aus. Die Wirkdauer beträgt 2–3 Stunden. Bei Insulinaspart, Insulinlispro und Insulinglulisin wurden die Aminosäureketten so modifiziert, dass die Moleküle sich in geringerem Umfang als bei Normalinsulin zu Hexameren zusammenlagern können. Dadurch steigt die Resorptionsgeschwindigkeit aus dem Unterhautfettgewebe.

Insulinaspart, Insulinlispro und Insulinglulisin sind kurzwirksame Insuline.

Tab. 4.3 Fertigarzneimittel kurzwirksame Insulinanaloga

Wirkstoff	Handelspräparat
Insulinaspart	NovoRapid®
Insulinlispro	Liprolog®, Humalog®
Insulinglulisin	Apidra®

Intermediärinsuline

Das NPH-Insulin wirkt mittellang. Deswegen spritzen Sie es morgens und abends, um den Grundbedarf des Körpers an Insulin abzudecken.

Mittellang wirksame Insuline verfügen über eine Wirkdauer von 8–12 Stunden, wobei der Wirkungseintritt nach 1–2 Stunden erfolgt. Diese pharmakokinetische Veränderung wird durch Zusatz eines basischen Proteins (Protaminsul-

NPH-Insuline werden häufig mit kurzwirksamen Insulinen kombiniert.

Tab. 4.4 Fertigarzneimittel Intermediärinsuline und fixe Kombinationen mit kurzwirksamem Insulin

Wirkstoff	Handelspräparat
NPH-Insulin	Belinsulin® H Basal, Huminsulin Basal® (NPH), Insulin B. Braun Basal, Insuman® Basal, Protaphane®
NPH-Insulin + Normalinsulin	Berlinsulin® H 30/70, Huminsulin Profil® III, Insuman® Comb 25
NPH-Insulin + Insulinlispro	Humalog® Mix25, Liprolog® Mix50
NPH-Insulin + Insulinaspart	NovoMix® 30

fat) zu Normalinsulin erreicht. Durch die Bindung des Insulins an das Protein sinkt die Resorptionsgeschwindigkeit. Die Intermediärinsuline werden auch als NPH-Insuline (NPH = **n**eutrales **P**rotamin **H**agedorn) bezeichnet. NPH-Insuline sind auch in fixen Kombinationen mit kurzwirksamem Normalinsulin bzw. mit kurzwirksamen Insulinanaloga im Handel.

Langzeitinsuline

Die Insulinanaloga Insulindetemir und Insulinglargin sind Langzeitinsuline mit einer Wirkdauer von 16–20 Stunden bzw. 20–30 Stunden. Der Wirkungseintritt erfolgt durchschnittlich nach etwa 3–4 Stunden. Durch gezielte Modifizierung der Molekülketten resultieren für die beiden Wirkstoffe unterschiedliche Verzögerungsmechanismen: Insulindetemir bildet Aggregate der einzelnen Moleküle und bindet zusätzlich an Albumin. Bei Insulinglargin dagegen bilden sich aus der ursprünglich sauren Lösung bei physiologischem pH-Wert im Gewebe Mikropräzipitate, aus denen konstant geringe Mengen des Wirkstoffs freigesetzt werden.

Lantus zählt zu den Langzeitinsulinen. Spritzen Sie Lantus einmal täglich zu einer festen Uhrzeit in der Dosierung, die Sie mit dem Arzt festgelegt haben.

Tab. 4.5 Fertigarzneimittel langwirksame Insulinanaloga

Wirkstoff	Handelspräparat
Insulindetemir	Levemir®
Insulinglargin	Lantus®

Insulindetemir und Insulinglargin sind langwirksame Insuline.

Für Aufsehen hat im Sommer 2009 ein Bericht des IQWiG gesorgt, dass nach einer Analyse von Versichertendaten unter der Therapie mit Insulinglargin häufiger Krebserkrankungen auftreten als bei der Behandlung mit NPH-Insulin. Allerdings ist die Studienlage zu dieser Frage widersprüchlich. Die europäische Zulassungsbehörde stellte fest, dass eine Gesamtbetrachtung der bisher vorliegenden Daten keinen Anlass zur Besorgnis geben und die Patienten, die bisher mit Insulinglargin behandelt werden, nicht auf ein alternatives Präparat umgestellt werden sollen. Die Europäische Diabetesgesellschaft empfiehlt jedoch Diabetikern mit Krebserkrankungen bzw. einem erhöhten familiären Risiko, mit dem behandelnden Arzt Alternativen zu erwägen.

4.4.3 Dosierung und Anwendungshinweise

Der Insulinbedarf ist individuell verschieden. Dabei spielen verschiedene Parameter eine wichtige Rolle, etwa das Ausmaß des Insulindefizits, die individuelle Insulinempfindlichkeit, die Pharmakologie der verwendeten Insulinpräparate, Nahrungszufuhr, körperliche Aktivität, Tageszeit oder vorliegende Infekte. Deswegen müssen Patienten, die Insulin spritzen, unbedingt eine ausreichende Schulung durch den Arzt erhalten. Dabei wird auch ermittelt, wie hoch der

Der Bedarf an Insulin ist von vielen Faktoren abhängig und von Mensch zu Mensch unterschiedlich. Es ist daher sehr wichtig, dass Ihr Arzt Sie ausreichend dazu schult.

jeweilige basale und mahlzeitenbezogene Insulinbedarf ist. Je nach individueller Situation des Patienten lassen sich drei Therapieschemata unterscheiden: die konventionelle Therapie, die intensivierte Therapie (auch Basis-Bolus-Schema genannt) sowie die Therapie mit Insulinpumpen.

Konventionelle Therapie

Bei der konventionellen Therapie spritzen Sie zweimal täglich Ihr Insulin. Es ist ganz wichtig, dass Sie geregelte Hauptmahlzeiten zu sich nehmen. Um Unterzuckerungen zu vermeiden sind Zwischenmahlzeiten notwendig.

Hier werden dem Patienten die Insulinmengen sowie die Zufuhr von Kohlenhydraten vorgegeben. Dadurch bestimmt sich auch Zeitpunkt und Menge der Mahlzeiten. Diese Therapieform erfordert einen geregelten Tagesablauf, ist aber besonders für Patienten geeignet, die mit einer flexiblen Insulintherapie (häufige Injektionen und Blutzuckermessungen) nicht zurecht kommen. Die konventionelle Therapie kommt vor allem bei älteren Typ-2-Diabetikern zur Anwendung. Typischerweise werden Mischungen aus Normal- und Intermediärinsulin verwendet, die zweimal täglich (morgens und abends) appliziert werden. Neben den Hauptmahlzeiten sind auch Zwischenmahlzeiten notwendig, um Hypoglykämien durch die längere Wirkdauer der Intermediärinsuline zu vermeiden.

Intensivierte Therapie (Basis-Bolus-Schema)

Mit der intensivierten Therapie sind Sie flexibel mit Mahlzeiten. Die notwendige Menge Insulin wird für jede Mahlzeit neu bestimmt, dadurch sind häufiger Blutzuckermessungen und Insulingaben notwendig.

Die intensivierte Therapie beruht darauf, dass der Patient neben Verzögerungsinsulin (NPH-Insulin, Insulindetemir oder Insulinglargin) für den basalen Bedarf zusätzlich schnellwirksames Insulin injiziert, um den Bedarf nach den Mahlzeiten abzudecken. Die jeweils notwendigen Mengen werden individuell bestimmt. Dieses Therapieschema erfordert häufige Blutzuckerbestimmungen und Insulininjektionen, ermöglicht aber dem Diabetiker, selbst zu bestimmen, wann er welche Mahlzeiten mit welcher Zusammensetzung zu sich nimmt. Die intensivierte Insulintherapie erfordert eine gute Schulung und Motivation der Patienten.

Therapie mit Insulinpumpen

Insulinpumpen arbeiten mit kurzwirksamen Insulin, das über einen dauerhaften Katheter unter die Haut gespritzt wird. Regelmäßige Blutzuckermessungen sind weiterhin sehr wichtig.

Bei der Therapie mit Insulinpumpen werden ausschließlich schnellwirksame Insuline eingesetzt, die als Basalrate kontinuierlich subkutan über einen Katheter in die Bauchdecke appliziert werden. Der postprandiale Bedarf wird auf Knopfdruck freigesetzt. Die infundierten Mengen lassen sich jeweils programmieren (siehe Kap. 5.2.2).

Insulinpumpen ermöglichen eine Insulintherapie, die besonders flexibel an die jeweiligen Bedingungen angepasst werden kann. Sie sind besonders für Typ-1-Diabetiker mit einem unregelmäßigen Tagesablauf geeignet, aber auch bei Patienten mit ausgeprägtem Blutzuckeranstieg vor dem Frühstück (Dawn-Phänomen). Regelmäßige Blutzuckerkontrollen sind auch hier unerlässlich.

Tab. 4.6 Insuline zur Verwendung in Insulinpumpen

Wirkstoff	Handelspräparat
Humaninsulin	Insuman® Infusat
Insulinlispro	Humalog®, Liprolog
Insulinglulisin	Apidra®
Insulinaspart	NovoRapid®

Humalog und Apidra sind Präparate für die Insulinpumpe.

Aufbewahrung

Da Insulin ein Protein ist, spielt die richtige Aufbewahrungstemperatur eine wichtige Rolle. Sowohl zu warme als auch zu kalte Temperaturen sollten vermieden werden. Die Insulinvorräte werden am besten im Kühlschrank im Gemüsefach aufbewahrt. Ein Kontakt mit der Rückwand des Kühlschranks sollte verhindert werden, da sonst die Gefahr besteht, dass das Insulin einfriert. Der zurzeit benutzte Pen bzw. die Patrone können dagegen bei Raumtemperatur aufbewahrt werden.

Wird Insulin unter Frostbedingungen mitgeführt, wie sie etwa beim Skifahren oder bei Hochalpintouren auftreten können, sollte das Insulin körpernah (beispielsweise in der Brusttasche) getragen werden. Auf Flugreisen gehört Insulin ins Handgepäck, da im Frachtraum Minusgrade herrschen können. Insulin darf im Sommer nicht im Handschuhfach des Autos aufbewahrt werden. Dort werden leicht Temperaturen über 40 °C erreicht.

Bewahren Sie Ihren Insulinvorrat im Kühlschrank im Gemüsefach auf. Das Insulin darf auf keinen Fall einfrieren, sonst wird es unwirksam. Angebrochene Insulinpatronen können Sie bei Raumtemperatur aufbewahren. Insulin verliert auch seine Wirksamkeit, wenn es zu warm wird. Deshalb sollten Sie Insulin im Sommer nie im Handschuhfach des Autos aufbewahren.

Anwendungshinweise

- Vor der Injektion sollten die Patienten immer überprüfen, ob das Insulin sein Aussehen verändert hat. Dies können zum Beispiel Trübungen oder Ausfällungen sein. Im Zweifelsfall sollte ein neuer Pen bzw. eine neue Patrone verwendet werden.
- Intermediärinsuline müssen vor der Applikation gemischt werden, um eine einheitliche Suspension zu erhalten. Dafür wird der Pen bzw. die Patrone ca. 20-mal gekippt. Das Insulin darf auf keinen Fall geschüttelt werden, da sich dadurch ein Schaum und Luftblasen bilden können, die die Dosiergenauigkeit gefährden. Außerdem kann die empfindliche Proteinstruktur des Insulins leiden.
- Bei Normalinsulin muss ein Spritz-Ess-Abstand von ca. 15–30 Minuten eingehalten werden (abhängig von den präprandialen Blutzuckerwerten). Da kurzwirksame Insulinanaloga einen sehr schnellen Wirkungseintritt haben, entfällt hier der Spritz-Ess-Abstand. Wenn kurzwirksames Insulin

Überprüfen Sie vor jeder Injektion, ob sich das Aussehen des Insulins verändert hat. Verwenden Sie im Zweifelsfall eine neue Patrone.

Bitte schütteln Sie die Patrone nicht, sondern kippen und rollen Sie das Behältnis zwischen den Händen (ca. 10-mal in jede Richtung).

Bei Normalinsulin müssen Sie nach der Injektion mit dem Essen etwa 15–30 Minuten warten, damit das Insulin anfangen kann zu wirken.

Schauen Sie sich vor dem Spritzen das Insulin an, ob es immer noch klar aussieht. Wenn Sie Flocken oder andere Veränderungen im Insulin bemerken, sollten Sie diese Patrone nicht mehr verwenden.

Tab. 4.7 Aussehen von Insulinen

Normalzustand: klar	Normalzustand: trüb
Normalinsulin	NPH-Insulin
Insulinglulisin	Mischungen mit NPH-Insulin
Insulinlispro	
Insulinaspart	
Insulinglargin	
Insulindetemir	

gespritzt wurde, müssen unbedingt Kohlenhydrate zugeführt werden. Sonst droht eine Hypoglykämie.

- Die Patienten sollten die Injektionsstelle regelmäßig wechseln, um einer Lipodystrophie vorzubeugen. Ausführliche Hinweise zur Insulininjektion finden sich in Kapitel 5.

Spritzen Sie Insulin immer in eine andere Stelle, damit das Gewebe nicht geschädigt wird.

Aussehen von Insulinen

Insuline sollten nicht mehr verwendet werden, wenn sich das Aussehen sichtbar verändert (Trübungen oder Ausfällungen). Um das sicher beurteilen zu können, muss man den Ausgangszustand kennen.

Konzentration von Insulinen

Die meisten Insuline sind in einer Konzentration von 100 Einheiten/ml auf dem Markt. Allerdings gibt es noch einzelne Präparate mit einer Konzentration von 40 Einheiten/ml. Wenn Patienten Insulinspritzen verwenden, sollte unbedingt auf die richtige Graduierung (U40 bzw. U100) geachtet werden. Gleiches gilt für Insulinspritzen, die als Reserve für technische Defekte bei Pens vorrätig gehalten werden.

Wenn Sie sich vom Arzt Insulinspritzen als Reserve für einen Pendefekt verordnen lassen, sagen Sie immer, dass Sie U100-Spritzen brauchen. Damit können Sie das Insulin genau dosieren.

4.4.4 Neben-, Wechselwirkungen und Kontraindikationen

Die wichtigste und häufigste Nebenwirkung von Insulin ist die Hypoglykämie. Gelegentlich können Überempfindlichkeitsreaktionen an der Einstichstelle bzw. bei ungenügender Rotation der Injektionsstelle eine Lipodystrophie (siehe Kap. 5.2.1) auftreten.

Insulin darf nicht angewendet werden bei Insulinallergie oder einer bestehenden Hypoglykämie. Die allgemeinen Interaktionen der Antidiabetika finden sich in Tabelle 4.1.

4.5 Beratung bei der Abgabe von Inkretinmimetika

4.5.1 Wirkungsweise

GLP-1 ist ein körpereigenes Hormon, das glucoseabhängig die Insulinausschüttung aus der Bauchspeicheldrüse stimuliert. Da GLP-1 nur sehr kurz wirksam ist, kann es selbst nicht als Arzneimittel eingesetzt werden. Die Inkretinmimetika Exenatid und Liraglutid greifen am GLP-1-Rezeptor an und wirken dort wie GLP-1, haben allerdings eine längere Wirkdauer.

Ihr Arzneimittel sorgt dafür, dass die Bauchspeicheldrüse Insulin ausschüttet, wenn Sie etwas essen. Dadurch wird der Blutzuckerspiegel gesenkt.

Die Inkretinmimetika haben den Vorteil, dass sie die Insulinausschüttung aus dem Pankreas nur stimulieren, wenn gleichzeitig Glucose aufgenommen wird. Damit besteht in der Monotherapie kein Hypoglykämierisiko. Die feste Dosierung im Gegensatz zu Insulin erleichtert die Therapie. Vorteilhaft ist auch eine Gewichtsabnahme, die bei vielen Patienten auftritt. Die Inkretinmimetika senken den HbA_{1c}-Wert um etwa 0,5–1 %, wobei Liraglutid nach ersten Studienergebnissen etwas effektiver als Exenatid zu sein scheint. Der Stellenwert der Inkretinmimetika in der Diabetes-Therapie wird sich erst beurteilen lassen, wenn Daten aus Langzeitstudien vorliegen.

Wenn Sie dieses Arzneimittel regelmäßig spritzen, werden Sie vermutlich auch etwas abnehmen. Für Ihren Diabetes ist das sehr vorteilhaft.

4.5.2 Handelspräparate

Tab. 4.8 Fertigarzneimittel Inkretinmimetika

Wirkstoff	Handelspräparat
Exenatid	Byetta®
Liraglutid	Victoza®

Ihr Arzneimittel befindet sich in einem Fertigpen, der einfach entsorgt werden kann, wenn er leer ist.

4.5.3 Dosierung und Anwendungshinweise

Exenatid und Liraglutid liegen als Parenteralia in Fertigpens vor, die vom Patienten subkutan appliziert werden. Es gelten die gleichen Applikationshinweise wie bei Insulin. Hinweise zur Handhabung der Fertigpens finden sich in Kapitel 5.

Exenatid ist zugelassen in Kombination mit Metformin oder einem Sulfonylharnstoff. Die Initialdosis beträgt zweimal 5 µg. Die Dosis kann nach einem Monat bis auf zweimal 10 µg gesteigert werden. Exenatid wird jeweils frühestens 60 Minuten vor dem Frühstück und dem Abendessen injiziert. Die Applikation darf keinesfalls nach der Mahlzeit erfolgen.

Spritzen Sie Byetta jeweils vor dem Frühstück und dem Abendbrot, max. 1 Std. vorher. So hat das Arzneimittel noch genügend Zeit zum Wirken.

Spritzen Sie Victoza jeden Tag zum gleichen Zeitpunkt, etwa vor dem Frühstück.

Liraglutid kann als Kombinationspartner von Metformin bzw. einem Sulfonylharnstoff eingesetzt werden. Zugelassen ist es weiterhin als Add-on zu einer Kombination von Metformin und einem Glitazon bzw. zu einer Kombination von Metformin und einem Sulfonylharnstoff. Die Startdosis beträgt einmal täglich 0,6 mg, nach einer Woche wird auf 1,2 mg erhöht. Eine Dosis von 1,8 mg pro Tag sollte nicht überschritten werden. Die Applikation erfolgt zu einem beliebigen, allerdings konstanten Zeitpunkt des Tages, unabhängig von den Mahlzeiten.

4.5.4 Neben-, Wechselwirkungen und Kontraindikationen

Zu Beginn der Behandlung können Magen-Darm-Beschwerden auftreten, die in der Regel nach wenigen Tagen von selbst verschwinden. Wenn Sie aber über einen längeren Zeitraum sehr starke Beschwerden haben, sollten Sie umgehend Ihren behandelnden Arzt aufsuchen.

Häufige Nebenwirkungen sind gastrointestinale Beschwerden, die in der Regel nach wenigen Tagen wieder verschwinden. Bei andauernden schweren abdominellen Beschwerden besteht der Verdacht auf eine Pankreatitis. Die Patienten sollten in diesem Fall sofort einen Arzt aufsuchen.

Die Inkretinmimetika dürfen bei fehlender Insulinsekretion der Bauchspeicheldrüse (etwa Typ-1-Diabetes oder Sekundärversagen) nicht eingesetzt werden.

Anwendungsbeschränkungen bestehen bei fortgeschrittenem Nieren- oder Leberversagen sowie bei Patienten mit chronischen Darmerkrankungen oder diabetischer Gastroparese. Exenatid und Liraglutid sollten nicht bei gleichzeitiger Insulintherapie sowie bei Kindern und Jugendlichen unter 18 Jahren eingesetzt werden.

Da die Inkretinmimetika die Magenentleerung verzögern, bestehen potenzielle Wechselwirkungen mit allen Arzneistoffen, die eine geringe therapeutische Breite aufweisen bzw. bei denen eine enge klinische Überwachung notwendig ist. Klinisch beschrieben wurde eine Wechselwirkung mit Coumarinen (oralen Antikoagulanzien). Bei diesen Patienten sollte zu Beginn der Therapie mit GLP-1-Agonisten sowie nach Dosisänderungen die Thromboplastinzeit engmaschig kontrolliert und die Dosierung des Antikoagulans nach Bedarf angepasst werden.

Nehmen Sie die Magentabletten immer eine Stunde vorher ein, bevor Sie Byetta spritzen.

Magensaftresistente Zubereitungen von säurelabilen Substanzen, etwa Protonenpumpenhemmer, sollten mindestens eine Stunde vor bzw. mindestens vier Stunden nach der Gabe von Exenatid eingenommen werden.

4.6 Beratung bei der Abgabe von Glucosidase-Inhibitoren

4.6.1 Wirkungsweise

Ihr Arzneimittel sorgt dafür, dass die Kohlenhydrate vom Körper nicht so schnell aufgenommen werden. Damit vermeiden Sie die schädlichen hohen Blutzuckerwerte nach dem Essen.

Die Wirkstoffe Acarbose und Miglitol hemmen das Enzym α-Glucosidase im Bürstensaum des Dünndarms. Die α-Glucosidase spaltet Oligo- und Disaccharide in Einfachzucker, die dann im Dünndarm resorbiert werden können. Wenn das Enzym gehemmt wird, verzögert sich die Resorption von Kohlenhydraten und dadurch können postprandiale Blutzuckerspitzen verringert werden.

Auch der basale Blutzuckerwert kann nach einigen Wochen Therapiedauer etwas gesenkt werden.

α-Glucosidase-Inhibitoren erniedrigen den HbA_{1c}-Wert um ca. 0,8 % und sind damit weniger wirksam als Metformin oder insulinotrope Antidiabetika. Sie haben aber den Vorteil, dass sie die Insulinausschüttung nicht beeinflussen und damit nicht zu Hypoglykämien führen. Außerdem führen sie nicht zu einem Anstieg des Körpergewichtes. Miglitol und Acarbose sind mit anderen Antidiabetika kombinierbar.

Da Ihr Medikament die Insulinausschüttung nicht beeinflusst, kann es nicht zu gefährlichen Hypoglykämien führen.

4.6.2 Handelspräparate

Tab. 4.9 Fertigarzneimittel Glucosidase-Inhibitoren

Wirkstoff	Handelspräparat
Miglitol	Diastabol®
Acarbose	Glucobay®, Acarbose AL, Acarbose-ratiopharm®

Mit dieser Starterpackung können Sie genau sehen, wann Sie die nächste Tablette einnehmen müssen.

4.6.3 Dosierung und Anwendungshinweise

Die Therapie mit α-Glucosidase-Inhibitoren sollte einschleichend begonnen werden. Dadurch lassen sich unangenehme Nebenwirkungen wie Blähungen, unter Umständen auch Durchfälle, reduzieren. Die Nebenwirkungen entstehen durch ungespaltene Mehrfachzucker, die erst im Dickdarm durch Darmbakterien unter Gasbildung abgebaut werden.

Diese Tabletten können Blähungen verursachen. Deshalb hat Ihr Arzt zu Beginn der Behandlung eine niedrigere Dosis verordnet.

Hypoglykämien durch Insulintherapie oder insulinotrope Antidiabetika dürfen bei gleichzeitiger Therapie mit α-Glucosidase-Inhibitoren nur mit Glucose behandelt werden. Acarbose und Miglitol verzögern die Resorption von beispielsweise Saccharose und anderen Mehrfachzuckern, so dass diese nicht zur Hypoglykämie-Behandlung geeignet sind.

Essen Sie bei einer Unterzuckerung Glucose. Bei diesen Tabletten können andere Zuckerarten die Unterzuckerung nicht schnell genug bekämpfen.

α-Glucosidase-Inhibitoren werden mit den ersten Bissen der Mahlzeit eingenommen.

Tab. 4.10 Dosierung von α-Glucosidase-Inhibitoren

Dosierung	Acarbose	Miglitol
Initialdosis	1–2 x 50 mg	3 x 50 mg
Erhaltungsdosis	3 x 100(–200) mg	3 x 100 mg

Nehmen Sie die Tabletten immer mit dem ersten Bissen der Mahlzeit ein.

4.6.4 Neben-, Wechselwirkungen und Kontraindikationen

Bei chronischen Darmerkrankungen dürfen Sie dieses Medikament nicht einnehmen. Sprechen Sie in diesem Fall mit Ihrem Arzt.

Durch die einschleichende Dosierung lassen sich unangenehme Nebenwirkungen wie Blähungen, unter Umständen auch Durchfälle, reduzieren. Die Nebenwirkungen entstehen durch ungespaltene Mehrfachzucker, die erst im Dickdarm durch Darmbakterien unter Gasbildung abgebaut werden.

α-Glucosidase-Inhibitoren dürfen nicht bei chronischen Darmerkrankungen mit Verdauungs- und Resorptionsstörungen angewendet werden, ebenso nicht bei Erkrankungen, die sich durch vermehrte Gasbildung im Darm verschlechtern können. Acarbose und Miglitol sind zur Therapie von Kindern und Jugendlichen unter 18 Jahren nicht zugelassen.

4.7 Beratung bei der Abgabe von Metformin

4.7.1 Wirkungsweise

Dieses Arzneimittel sorgt dafür, dass der Körper Zucker besser verwerten kann. Dadurch wird der Blutzuckerspiegel gesenkt. Wenn Sie Ihr Arzneimittel regelmäßig einnehmen, können Sie die Spätfolgen des Diabetes hinauszögern und sich noch lange an Ihrer Gesundheit freuen.

Mit diesen Tabletten brauchen Sie keine Angst vor einer Unterzuckerung zu haben.

Metformin setzt kein Insulin aus der Bauchspeicheldrüse frei, sondern senkt den Blutzuckerspiegel durch eine verringerte Glucoseproduktion in der Leber. Außerdem verbessert Metformin die Glucoseverwertung in den peripheren Geweben. Nach der aktuellen Leitlinie zur medikamentösen Therapie des Typ-2-Diabetes ist Metformin Mittel der 1. Wahl bei Typ-2-Diabetikern. Metformin kann mit anderen Antidiabetika sowie Insulin kombiniert werden. Neben einer deutlichen Senkung der basalen und postprandialen Blutzuckerwerte wird durch Metformin der HbA_{1c}-Wert um ca. 1–2% gesenkt. Die Metformin-Therapie ist gewichtsneutral, senkt das Risiko für makrovaskuläre sowie mikrovaskuläre Komplikationen und beeinflusst auch weitere Parameter des metabolischen Syndroms günstig. In Monotherapie besteht kein Hypoglykämierisiko. Metformin ist auch bei Kindern und Jugendlichen ab 10 Jahre zugelassen.

Metformin wird kombiniert mit Insulinsensitizern oder DPP-4-Inhibitoren.

Tab. 4.11 Fertigarzneimittel mit Metformin und Kombinationen

Wirkstoff	Handelspräparat
Metformin	Glucophage®, Mescorit®, Generika
Metformin + Rosiglitazon	Avandamet®
Metformin + Pioglitazon	Competact®
Metformin + Vildagliptin	Eucreas®, Icandra®
Metformin + Sitagliptin	Janumet®, Velmetia®

4.7.2 Handelspräparate

Tab. 4.12 Dosierung von Metformin

Dosis	Erwachsene	Kinder
Initialdosis	2–3 x 500–850 mg	1 x 500–850 mg
Erhaltungsdosis	Individuell, max. 3 g pro Tag	Individuell, max. 2 g pro Tag

Der Arzt hat Ihnen zu Beginn der Therapie eine etwas niedrigere Dosis verordnet. Dadurch treten erfahrungsgemäß weniger Magen-Darm-Beschwerden auf.

Metformin wird während oder nach den Mahlzeiten eingenommen.

4.7.4 Neben-, Wechselwirkungen und Kontraindikationen

Metformin darf nicht bei Niereninsuffizienz (cave: bei vielen älteren Menschen), diabetischem Koma, Ketoazidose, respiratorischer Insuffizienz, schweren Herz-Kreislauf- oder Leberschäden sowie bei Alkoholismus eingenommen werden. Werden diese Kontraindikationen nicht beachtet, kann es zu einer Laktatazidose kommen. Diese seltene, aber lebensgefährliche Nebenwirkung äußert sich zu Beginn in gastrointestinalen Störungen wie Erbrechen, Durchfall und Bauchschmerzen, später kommen Muskelschmerzen, Hyperventilation, Durst, Lethargie und Koma dazu.

Wenn es bei Ihnen zu sehr starken Magen-Darm-Beschwerden oder Atemproblemen kommt, sollten Sie umgehend Ihren behandelnden Arzt aufsuchen.

Durch die einschleichende Dosierung treten weniger gastrointestinale Nebenwirkungen wie Appetitlosigkeit, Übelkeit, Geschmacksstörungen oder Durchfall auf. Die Magen-Darm-Beschwerden sind meistens vorübergehend.

Relevante Wechselwirkungen bestehen mit Alkohol und iodhaltigen Röntgenkontrastmitteln bei intravaskulärer Gabe (Gefahr einer Niereninsuffizienz mit nachfolgender Laktatazidose). Auch der H_2-Blocker Cimetidin erhöht das Risiko für eine Laktatazidose.

Bei Operationen kann es mit Ihrem Arzneimittel unter Umständen zu Problemen kommen. Weisen Sie bitte früh den Arzt darauf hin, dass Sie Metformin einnehmen.

Während einer Operation kann das Risiko für eine Laktatazidose erhöht sein. Patienten sollten bei der Operationsplanung daher unbedingt auf ihre Metformin-Therapie hinweisen.

Metformin und Alkohol

In Verbindung mit größeren Mengen Alkohol erhöht sich bei der Therapie mit Metformin das Risiko einer Laktatazidose sowie einer Hypoglykämie. Alkohol sollte deshalb möglichst vermieden werden. Das gilt auch für alkoholhaltige Arzneimittel, die in größeren Volumina eingenommen werden.

In der Kombination mit Alkohol können gefährliche Nebenwirkungen auftreten. Deshalb sollten Sie am besten auf Alkohol verzichten.

4.8 Beratung bei der Abgabe von Sulfonylharnstoffen

4.8.1 Wirkungsweise

Diese Tabletten fördern die Insulinausschüttung. Damit keine Unterzuckerungen entstehen sollten Sie sich an die Ernährungsempfehlungen Ihres Arztes halten.

Sulfonylharnstoffe setzen Insulin aus den B-Zellen des Pankreas frei. Sie sind nur wirksam, wenn die Bauchspeicheldrüse zumindest teilweise noch in der Lage ist, Insulin zu produzieren. Durch diesen Wirkungsmechanismus können unter der Therapie mit Sulfonylharnstoffen Hypoglykämien entstehen. Die Insulinsekretion kann außerdem appetitsteigernd wirken und so zu einer Gewichtszunahme führen. Aus diesem Grund sollen Sulfonylharnstoffe alsErsttherapie nur eingesetzt werden, wenn Metformin wegen bestehender Kontraindikationen nicht verordnet werden kann. Mit Sulfonylharnstoffen lässt sich eine Senkung des HbA_{1c}-Werts um etwa 1–2% erreichen.

Wahrscheinlich werden Sie bei der Behandlung mit diesen Tabletten mehr Appetit bekommen. In dieser Broschüre bekommen Sie einige Tipps, wie Sie eine Gewichtszunahme vermeiden können. Denn jedes Kilo mehr verschlechtert auch den Blutzuckerspiegel.

4.8.2 Handelspräparate

Tab. 4.13 Fertigarzneimittel Sulfonylharnstoffe und Kombinationen

Wirkstoff	Handelspräparat
Glibenclamid	Euglucon®, Maninil®, Generika
Glimepirid	Amaryl®, Magna®, Generika
Glimepirid + Pioglitazon	Tendemecil®
Glimepirid + Rosiglitazon	Avaglim®
Gliquidon	Glurenorm®
Gliclazid	Diamicron Uno®

4.8.3 Dosierung und Anwendungshinweise

Der Arzt hat Ihnen zu Beginn der Behandlung eine relativ niedrige Dosis verordnet, damit sich der Körper an die Tabletten gewöhnen kann. Nehmen Sie unbedingt den nächsten Kontrolltermin wahr, so kann der Arzt feststellen, ob die Tabletten schon geholfen haben und welche Dosis Sie nun brauchen.

Die Therapie mit Sulfonylharnstoffen sollte einschleichend erfolgen. Diese Vorgehensweise hilft, das Hypoglykämierisiko zu reduzieren. Die Erhaltungsdosis wird individuell aufgrund von Blutzuckermessungen festgelegt.

Die Sulfonylharnstoffe werden üblicherweise morgens unmittelbar vor dem Frühstück (bzw. dazu) eingenommen. Bei höheren Dosierungen kann eine Teilung in eine morgendliche und eine abendliche Gabe vorgenommen werden.

Nähere Informationen dazu finden sich in den Fachinformationen der jeweiligen Präparate.

Ich schreibe Ihnen noch mal auf die Packung, wie Sie Ihre Tabletten einnehmen sollen: Morgens zum Frühstück zwei Tabletten und zum Abendbrot eine.

Tab. 4.14 Dosierung von Sulfonylharnstoffen

Wirkstoff	Initialdosis	Erhaltungsdosis
Glibenclamid	1×1,75–3,5 mg	3,5–10,5 mg/Tag
Glimepirid	1×1 mg	1–6 mg/Tag
Gliquidon	1×15 mg	15–120 mg/Tag
Gliclazid	1×30 mg	30–120 mg/Tag

4.8.4 Neben-, Wechselwirkungen und Kontraindikationen

Die häufigste Nebenwirkung der Sulfonylharnstoffe, die Hypoglykämie, kann durch die einschleichende Dosierung häufig reduziert werden. Die Insulinausschüttung kann zu einer Appetitsteigerung und damit zu einer Gewichtszunahme führen. Die Patienten können dieser Nebenwirkung durch eine bewusste Ernährung entgegensteuern. Gelegentlich können Überempfindlichkeitserscheinungen der Haut mit Juckreiz und Ausschlag auftreten. Meist vorübergehend sind gastrointestinale Beschwerden, die vor allem zu Beginn der Therapie vorkommen.

Alkohol kann in Kombination mit diesen Tabletten zu einer sehr schweren Unterzuckerung führen. Versuchen Sie deshalb, möglichst auf Alkohol zu verzichten. Wenn das nicht möglich ist, trinken Sie nur kleine Mengen Alkohol und nur zum Essen.

Sulfonylharnstoffe dürfen nicht eingesetzt werden bei fehlender Insulinsekretion der Bauchspeicheldrüse (z. B. Typ-1-Diabetes oder Sekundärversagen), bei diabetischem (Prä-)Koma sowie bei schweren Funktionsstörungen der Niere. Sulfonylharnstoffe sind nicht zur Anwendung bei Kindern zugelassen.

Zahlreiche Wechselwirkungen mit Sulfonylharnstoffen sind bekannt. Die wichtigsten betreffen Alkohol, Glucocorticoide und nicht-kardioselektive Betablocker (siehe Tab. 4.1). Weitere Interaktionen der Sulfonylharnstoffe sind in Tabelle 4.15 zusammengefasst.

Tab. 4.15 Spezielle Wechselwirkungen der Sulfonylharnstoffe

Partner	Effekt	Maßnahme
Azol-Antimykotika (Fluconazol, Miconazol, Posaconazol, Voriconazol)	Verstärkte Blutzuckersenkung	Sorgfältige Blutzucker-Überwachung, ggf. Dosisanpassung
Fibrate		
Rifampicin und Rifabutin	Verminderte Blutzuckersenkung	
Bosentan (nur mit Glibenclamid)	Verminderte Blutzuckersenkung, verstärkte Aminotransferase-Erhöhungen	Keine gleichzeitige Anwendung, auf anderes Antidiabetikum ausweichen

4.9 Beratung bei der Abgabe von Gliniden

4.9.1 Wirkungsweise

Das Arzneimittel bewirkt, dass die Bauchspeicheldrüse Insulin ausschüttet. Die Wirkung hält nur relativ kurz an, deswegen sollten Sie die Tabletten höchstens eine halbe Stunde vor dem Essen einnehmen.

Die Glinide Nateglinid und Repaglinid wirken wie die Sulfonylharnstoffe, indem sie die Insulinsekretion aus der Bauchspeicheldrüse stimulieren. Sie werden allerdings rasch resorbiert und eliminiert. Besonders werden die postprandialen Glucosewerte beeinflusst. Die Glinide senken den HbA_{1c}-Wert um etwa 0,5–1,5 %, wobei Repaglinid effektiver ist als Nateglinid.

4.9.2 Handelspräparate

Tab. 4.16 Fertigarzneimittel Glinide

Wirkstoff	Handelspräparat
Nateglinid	Starlix®
Repaglinid	NovoNorm®, Generika

4.9.3 Dosierung und Anwendungshinweise

Tab. 4.17 Dosierung der Glinide

Wirkstoff	Einzeldosis	Maximale Tagesdosis
Nateglinid	3 x 60–120 mg	3 x 180 mg
Repaglinid	0,5–4 mg pro Hauptmahlzeit	16 mg

Wenn Sie die Tablette eingenommen haben, müssen Sie auch unbedingt Kohlenhydrate essen. Es kann ansonsten zu einer Unterzuckerung kommen.

Die Glinide werden zu den Hauptmahlzeiten eingenommen. Die Applikation kann 30 Minuten bis unmittelbar vor den Mahlzeiten erfolgen. Wenn der Patient eine Mahlzeit auslässt, sollte er ebenfalls die Glinid-Einnahme vor der betreffenden Mahlzeit aussetzen. Bei Kindern sind Glinide nicht zugelassen.

Wenn Sie einmal nicht frühstücken, brauchen Sie morgens auch keine Tablette einzunehmen.

4.9.4 Neben-, Wechselwirkungen und Kontraindikationen

Ähnlich wie bei den Sulfonylharnstoffen sind Hypoglykämien sowie Gewichtszunahme die wichtigsten Nebenwirkungen, wobei Hypoglykämien durch die kürzere Halbwertzeit etwas seltener auftreten als bei Sulfonylharnstoffen.

Wenn Sie die Tabletten einnehmen, sollten Sie auf Ihre Ernährung achten, damit Sie nicht zunehmen.

Die Kontraindikationen sowie die allgemeinen Wechselwirkungen der Glinide entsprechen denen der Sulfonylharnstoffe.

Wenn Repaglinid in Kombination mit Gemfibrozil eingenommen wird, kann die blutzuckersenkende Wirkung verstärkt werden. Die Wechselwirkung kommt vermutlich über eine Hemmung von CYP2C8 zustande. Da Nateglinid über ein anderes Isoenzym verstoffwechselt wird, ist es von dieser Interaktion nicht betroffen. Bei der Behandlung mit Repaglinid sollte auf andere Fibrate (Betafibrat oder Fenofibrat) ausgewichen werden.

4.10 Beratung bei der Abgabe von Insulinsensitizern

4.10.1 Wirkungsweise

Die Insulinsensitizer verringern die Insulinresistenz, indem sie an den PPARγ-Rezeptor binden und so in den Glucose- und Lipidstoffwechsel eingreifen. Die Glucoseaufnahme in die Zellen wird gesteigert. Die Insulinsensitizer senken den Nüchternblutzucker sowie den HbA_{1c}-Wert (um ca. 0,5–1,4 %). Daneben beeinflussen sie auch die Blutfettwerte positiv (Senkung von Triglyceriden, Steigerung von HDL). Als Monotherapeutika weisen die Insulinsensitizer kein Hypoglykämierisiko auf. Rosiglitazon und Pioglitazon werden nicht bei Kindern eingesetzt. Die Glitazone sind auch für die Anwendung in Kombination mit Metformin und/oder Sulfonylharnstoffen zugelassen.

Mithilfe dieser Tabletten ist Ihr Körper wieder empfänglicher für Insulin. Dadurch verbessern sich Ihre Blutzuckerwerte. Außerdem werden auch die Blutfettwerte positiv beeinflusst.

4.10.2 Handelspräparate

Insulinsensitizer gibt es als Monopräparate und in Kombination mit Metformin oder Glimepirid.

Tab. 4.18 Fertigarzneimittel Insulinsensitizer und Kombinationen

Wirkstoff	Handelspräparat
Pioglitazon	Actos™
Pioglitazon + Glimepirid	Tandemact®
Pioglitazon + Metformin	Competact®
Rosiglitazon	Avandia®
Rosiglitazon + Glimepirid	Avaglim®
Rosiglitazon + Metformin	Avandamet®

4.10.3 Dosierung und Anwendungshinweise

Die Dosierungshäufigkeit liegt bei 1–2 x täglich.

Tab. 4.19 Dosierung der Insulinsensitizer

Wirkstoff	Einzeldosis	Häufigkeit
Rosiglitazon	4–8 mg	Verteilt auf 1–2 Gaben pro Tag
Pioglitazon	15–45 mg	Einmal täglich

Nehmen Sie die Tabletten immer zu einer festen Tageszeit ein, etwa zum Frühstück. Durch die Tabletteneinnahme kann es zu einer Gewichtszunahme kommen. Dem können Sie durch eine bewusste Ernährung entgegenwirken. Wenn Sie Flüssigkeitseinlagerungen bemerken, etwa an den Beinen, sprechen Sie bitte mit Ihrem Arzt und lassen Sie regelmäßig Ihre Leberwerte kontrollieren.

Die Insulinsensitizer können unabhängig von den Mahlzeiten eingenommen werden. Die Dosierung erfolgt individuell und einschleichend.

4.10.4 Neben-, Wechselwirkungen und Kontraindikationen

Während der Therapie kann es zu Gewichtszunahme, Flüssigkeitsretention und Ödembildung kommen. Da die Insulinsensitizer die Leberfunktion beeinträchtigen können, wird eine regelmäßige Kontrolle der Leberwerte empfohlen. Für Pioglitazon ist das Frakturrisiko bei Frauen erhöht, was bei der Therapiewahl entsprechend berücksichtigt werden sollte. Es ist noch umstritten, ob eine Therapie mit Rosiglitazon das Herzinfarktrisiko steigert.

Pioglitazon und Rosiglitazon dürfen bei Herzinsuffizienz, eingeschränkter Leberfunktion sowie diabetischem Koma nicht angewendet werden. Eine zusätzliche Kontraindikation für Rosiglitazon ist das akute Koronarsyndrom.

Rifampicin kann die blutzuckersenkende Wirkung der Insulinsensitizer abschwächen. Es wird eine engmaschige Blutzuckerkontrolle sowie ggf. eine Dosisanpassung empfohlen.

4.11 Beratung bei der Abgabe von DPP-4-Inhibitoren

4.11.1 Wirkungsweise

Ähnlich wie die Inkretinmimetika greifen auch die DPP-4-Inhibitoren in den Stoffwechsel von GLP-1 ein. GLP-1 wird physiologisch durch das Enzym DPP-4 abgebaut, so dass GLP-1 nur eine kurze Wirkdauer hat. Wird DPP-4 gehemmt, kann GLP-1 länger seine Wirksamkeit entfalten. GLP-1 sorgt in Gegenwart von Glucose für eine Insulinsekretion aus dem Pankreas.

Ihr Arzneimittel sorgt dafür, dass die Bauchspeicheldrüse Insulin ausschüttet, wenn Sie etwas essen. Dadurch wird der Blutzuckerspiegel gesenkt.

Die DPP-4-Inhibitoren senken den HbA_{1c}-Wert um ca. 0,5–0,8 %. Vorteilhaft ist, dass sie das Körpergewicht nicht beeinflussen und in Kombination mit Metformin kein Hypoglykämierisiko aufweisen. Zugelassen sind die DPP-4-Inhibitoren in Kombination mit Metformin, Sulfonylharnstoffen oder Glitazonen. Sitagliptin kann zusätzlich auch mit Metformin und einem Sulfonylharnstoff bzw. mit Metformin und einem Glitazon in einer Dreifach-Kombination eingesetzt werden.

Der Stellenwert in der medikamentösen Therapie muss sich noch durch Langzeitstudien erweisen.

4.11.2 Handelspräparate

Tab. 4.20 Fertigarzneimittel DPP-4-Inhibitoren und Kombinationen

Wirkstoff	Handelspräparat
Vildagliptin	Galvus®, Jalra®
Vildagliptin + Metformin	Eucreas®, Icandra®
Sitagliptin	Januvia®, Xelevia®
Sitagliptin + Metformin	Janumet®, Velmetia®
Saxagliptin	Onglyza™

DPP-4-Inhibitoren gibt es als Monopräparate oder in Kombination mit Metformin.

4.11.3 Dosierung und Anwendungshinweise

DPP-4-Inhibitoren werden normalerweise einmal täglich eingenommen.

Tab. 4.21 Dosierung von DPP-4-Inhibitoren

Wirkstoff	Dosis
Sitagliptin	1 x 100 mg
Vildagliptin	1 x 50 mg mit Sulfonylharnstoff, 2 x 50 mg mit Metformin oder Glitazon
Saxagliptin	1 x 5 mg

Nehmen Sie die Tabletten immer zu einem festen Zeitpunkt ein, etwa morgens zum Frühstück.

Die DPP-4-Inhibitoren können unabhängig von einer Mahlzeit eingenommen werden. Während der Therapie mit Vildagliptin sollten regelmäßig die Leberwerte überwacht werden. Bei Symptomen, die auf eine Verschlechterung der Leberfunktion hindeuten (etwa Gelbsucht), muss Vildagliptin umgehend abgesetzt und ein Arzt aufgesucht werden.

4.11.4 Neben-, Wechselwirkungen und Kontraindikationen

In seltenen Fällen kann es während der Behandlung zu starken Bauchschmerzen mit Übelkeit und Erbrechen kommen. Wenn Sie solche Anzeichen bemerken, sprechen Sie sofort mit Ihrem Arzt.

Unter der Therapie mit DPP-4-Inhibitoren können vermehrte Infekte des Nasen-Rachen-Raumes sowie der Harnwege auftreten. Auch kommen Kopfschmerzen vor. Während der Therapie mit Sitagliptin ist das Risiko für eine Pankreatitis erhöht. Eine Pankreatits kann sich besonders bei Beginn der Therapie bzw. nach einer Dosiserhöhung mit Symptomen wie Übelkeit, Erbrechen, Appetitlosigkeit und andauernden Schmerzen im Bauchraum, die bis zum Rücken ausstrahlen können, äußern. In diesem Fall sollten sich die Patienten mit ihrem Arzt in Verbindung setzen, der über weitere Maßnahmen entscheidet. Bei Überempfindlichkeitsreaktionen darf Sitagliptin nicht weiter eingenommen werden.

Die DPP-4-Inhibitoren dürfen nicht bei Typ-1-Diabetikern sowie bei diabetischer Ketoazidose eingesetzt werden. Die Anwendung bei Patienten mit fortgeschrittener Nieren- bzw. Leberinsuffizienz wird aufgrund fehlender Untersuchungen nicht empfohlen, bei Vildagliptin zusätzlich auch bei Patienten mit Herzinsuffizienz.

Bei den DPP-4-Inhibitoren besteht außer den allgemeinen Interaktionen der Antidiabetika (siehe Tab. 4.1) ein relativ geringes Wechselwirkungspotenzial mit anderen Arzneimitteln. Bei der Verordnung von zusätzlichen Arzneimitteln sollte wie üblich der Blutzuckerspiegel etwas häufiger kontrolliert werden. Die blutzuckersenkende Wirkung von Saxagliptin kann durch CYP3A4/5-Induktoren wie Carbamazepin oder Phenobarbital verringert werden.

5 Geräte

Wenn Diabetiker ihre Erkrankung optimal managen wollen, müssen sie sich auch mit technischen Fragen auseinandersetzen. Das betrifft vor allem den korrekten Umgang mit Blutzuckermessgeräten, Stechhilfen und Pens. Die kompetente Beratung in der Apotheke hilft, die korrekte Handhabung sicherzustellen.

Für Diabetiker ist die richtige Verwendung von Geräten, wie etwa Stechhilfen, Geräten zur Blutzuckermessung und Applikationshilfen für Insulin und Inkretinmimetika eine wichtige Voraussetzung für das Gelingen der Therapie. Gleichzeitig birgt die praktische Anwendung zahlreiche Fallstricke. Hier kommt der kompetenten Beratung und Anleitung in der Apotheke ein hoher Stellenwert zu. Die ABDA hat deshalb zu diesem Thema Arbeitshilfen und Checklisten veröffentlicht, um die praktische Arbeit in der Apotheke zu erleichtern (siehe Kap. 9.3).

Zur besseren Beratung ist es hilfreich, eine Auswahl an Demonstrationsgeräten vorrätig zu halten mit entsprechendem Informationsmaterial und Zubehör. Das betrifft Stechhilfen, Blutzuckermessgeräte und Pens. Viele Hersteller stellen gerne entsprechendes Material zur Verfügung.

Machen Sie sich in der Apotheke mit der Handhabung vertraut, damit Sie die Patienten optimal beraten können. Ein besonderer Service für den Patienten ist eine Kurzanleitung zur Bedienung seines speziellen Gerätes, die Sie erstellen und ihm mitgeben. Einige Hersteller bieten die Kurzanleitungen auch bereits auf der Homepage an.

Ich habe für Sie eine Karte, auf der alle wichtigen Bedienungsschritte für Ihr Blutzuckermessgerät zusammengefasst sind.

Bei einer Geräteeinweisung ist der Schulungserfolg nachhaltiger, wenn die Patienten die jeweiligen Schritte unter Anleitung selbst durchführen. Bei einer reinen Demonstration ist nicht sichergestellt, dass die Patienten die Vorgänge später alleine nachvollziehen können.

Praxistipp

Die falsche oder unvollständige Verordnung von Hilfsmitteln für Diabetiker ist einer der häufigsten Fehler, die in der Apotheke festgestellt werden. Hilfreich ist das Speichern in der Kundenkartei, welches Insulin, welchen Pen, welches Blutzuckermessgerät und welche Stechhilfe der Patient verwendet. So können die passenden Hilfsmittel leicht bestimmt werden. Ein besonderer Service: Drucken Sie Ihrem Patienten diese Aufstellung (mit Datum) aus – so kann er in der Arztpraxis dafür sorgen, dass das Rezept gleich korrekt ausgestellt wird. Außerdem hat der Patient so eine Möglichkeit, einen Überblick über seinen Bedarf bzw. Verbrauch zu gewinnen.

Ich habe hier eine Aufstellung mit all Ihren benötigten Sachen für Ihre Diabetestherapie. Diese können Sie dem Arzt vorlegen, damit es zu keiner falschen Verordnung kommt.

5.1 Blutzuckermessung

Besprechen Sie mit Ihrem Arzt, wie häufig und zu welchen Zeitpunkten Sie den Blutzucker messen sollen.

Für insulinspritzende Diabetiker ist die selbständige Blutzuckerkontrolle unerlässlich. Wie häufig ein Diabetiker seinen Blutzucker kontrollieren soll, ist von verschiedenen Faktoren abhängig, etwa von der Art der Insulintherapie. Grundsätzlich ist die Häufigkeit der Messungen mit dem Arzt abzustimmen. Bei fiebrigen Infektionen, in der Schwangerschaft oder bei körperlicher Belastung sollte im Zweifelsfall lieber einmal zu viel gemessen werden, um flexibel auf die Stoffwechselsituation reagieren zu können. Bei Typ-2-Diabetikern, die ausschließlich mit oralen Antidiabetika behandelt werden, ist der Stellenwert der Blutzucker-Selbstkontrolle umstritten (siehe Kap. 2.7.1).

5.1.1 Stechhilfen

Auswahl und Anwendung

Während früher manuelle Lanzetten zur Blutgewinnung verwendet wurden, kommen heute für die Anwendung durch den Patienten fast ausschließlich Stechhilfen zum Einsatz. Bei allen Stechhilfen ist gleich, dass sie auswechselbare Lanzetten beinhalten. Vor der Anwendung wird die Stechhilfe gespannt und auf Knopfdruck ausgelöst.

Für Ihre Stechhilfe gibt es auch dünnere Lanzetten. Wollen Sie einmal ausprobieren, ob die Blutentnahme damit weniger schmerzhaft ist?

Bei der Auswahl der Geräte sollten die Bedürfnisse des Patienten berücksichtigt werden: Patienten, denen die manuelle Geschicklichkeit fehlt, sind über eine Stechhilfe froh, bei der man möglichst wenig einstellen muss und bei der die Lanzetten leicht zu wechseln sind. Es gibt auch Stechhilfen, bei denen Lanzetten in einem Behälter integriert sind, so dass der Patient die Lanzetten nicht manuell auswechseln muss. Für einige Stechhilfen sind Lanzetten mit unterschiedlichen Durchmessern erhältlich. Für die Stechhilfe sollten nur die Lanzetten verwendet werden, die für das Gerät vom Hersteller empfohlen werden. Bei den gängigen Stechhilfen kann auch die Stechtiefe eingestellt werden, je nach Gerät in verschiedenen Stufen. Damit kann eine Anpassung auf die Hautdicke bzw. auf verhornte Stellen erfolgen.

Tab. 5.1 Auswahl an handelsüblichen Stechhilfen

Name	Hersteller	Bemerkungen
Accu-Chek Softclix (Classic, Pro)	Roche Diagnostics	Auch Entnahme an alternativen Stellen
Accu-Chek Multiclix		Integrierte Lanzetten-trommel
BD Optimus	BD	
Omnilance/ Lance soft	B. Braun	
OneTouch UltraSoft /Penlet/ Mini	Lifescan	Auch Entnahme an Unterarm und Handfläche
Pelikan Sun	Pelikan Technologies	Elektronische Stechhilfe mit Lanzettenreservoir
EasyTouch	Abbot Medisense	
Autolet (impression, mini, lite set)	Owen Mumford	
Glucoject Plus2 / Dual	A. Menarini	
Glucolet 2	Bayer Vital oder Berlin Chemie?	
IME-DC Stechhilfe	IME-DC	
Finetouch	Terumo	
GlucoHexal Stechhilfe	Hexal	
Microlet Vaculance	Bayer Vital	Für alternative Mess-stellen
Microlet 2		Farbige Lanzetten, auch alternative Messstellen

Es gibt sehr viele verschiedene Stechhilfen. Einige sind auch geeignet zur Entnahme am Unterarm oder der Handfläche.

Es gibt auch elektronische Stechhilfen mit einem Lanzettenreservoir.

Manche Stechhilfen haben farbige Lanzetten.

Die verhornten Stellen an den Fingern können Sie nach dem Baden vorsichtig mit einem Bimsstein entfernen. Wenn Sie regelmäßig Ihre Hände eincremen, kann sich die Haut besser von den Einstichen erholen.

Fingerpflege

Damit die Hornhaut an den Fingern nicht überhand nimmt, können die Patienten die verhornten Stellen in regelmäßigen Abständen vorsichtig mit einem Bimsstein behandeln (wenn die Haut etwa nach dem Duschen oder Baden weich ist). Danach sollte konsequent eine Handpflege mit einer Creme erfolgen, damit sich die strapazierte Haut erholen kann.

Wenn Sie die Lanzetten möglichst häufig auswechseln, ist die Blutgewinnung weniger schmerzhaft. Sie sollten mindestens jeden Tag die Lanzette wechseln. Zum Schutz vor Infektionen darf die Lanzette nicht von einem anderen Patienten benutzt werden.

Grundsätzlich sind Lanzetten als sterile Einmalprodukte nur zur einmaligen Verwendung gedacht. Bei mehrmaliger Verwendung werden sie stumpf und können so Schmerzen bei der Blutgewinnung sowie Gewebeschäden verursachen, die schlecht abheilen. Bei mehrmaliger Verwendung ist auch die Sterilität nicht mehr gewährleistet, so dass Infektionen und Entzündungen entstehen können. Ein Kompromiss zwischen Kosten und Sicherheit kann ein täglicher Wechsel sein. Eine praktische Hilfe können farblich unterschiedliche Lanzetten sein. Durch die Zuordnung einer Farbe zu einem bestimmten Wochentag erinnern sich die Patienten besser daran, die Lanzetten regelmäßig zu wechseln.

Richtige Blutgewinnung

Wenn Sie den Eindruck haben, dass Sie in eine Unterzuckerung rutschen, sollten Sie nur am Finger Blut entnehmen, um einen korrekten Blutzuckerwert zu erhalten.

Die beste Stelle für die Blutgewinnung zur Selbstmessung ist die Fingerbeere. Wenn das Messgerät und die Stechhilfe dafür ausgelegt sind, können auch alternative Stellen zur Blutgewinnung verwendet werden, etwa Daumenballen, Ohrläppchen, Kleinfingerballen, Unterarm, Oberarm oder Wade. Dabei ist zu beachten, dass die Veränderungen im Blutzuckerspiegel sich in diesen Stellen im Vergleich zur Fingerbeere verzögert bemerkbar machen. Deshalb sollten die alternativen Stellen nur vor einer Mahlzeit, 2–3 Stunden nach körperlicher Betätigung oder 2–3 Stunden nach einer Insulingabe verwendet werden. Bei einer drohenden Hypoglykämie darf zur realistischen Einschätzung des Blutzuckerspiegels nur an der Fingerbeere Blut entnommen werden.

Die Blutentnahme ist weniger schmerzhaft, wenn Sie seitlich an der Fingerbeere einstechen. Wenn Sie sehr schmerzempfindlich sind, sollten Sie an Daumen und Zeigefinger besser kein Blut entnehmen.

Schmerzarme Blutgewinnung aus der Fingerbeere

Die Gewinnung von Blut ist schmerzarmer, wenn möglichst dünne Lanzetten verwendet werden. Das ist besonders bei Blutzuckermessgeräten mit geringem Blutbedarf möglich. Die Einstichstellen an den anderen Fingern sollten regelmäßig abgewechselt werden. Die Blutentnahme ist bei einem Einstich seitlich an der Fingerbeere deutlich schmerzarmer als bei einem Einstich von oben. Die Fingerkuppen von Daumen und Zeigefinger sind besonders schmerzempfindlich.

Vor dem Messen müssen die Hände gewaschen werden, da Schweiß, Schmutz, Cremerückstände und Essensreste die Messwerte verfälschen können. Das Waschen mit warmem Wasser fördert außerdem die Durchblutung der Finger und erleichtert so die Blutgewinnung. Die Hände sollen nach dem Waschen gut abgetrocknet werden, um eine Verfälschung der Messwerte durch anhängende Wassertropfen zu verhindern. Eine Desinfektion, etwa mit Alkohol, ist im häuslichen Umfeld in der Regel nicht notwendig. Wird aufgrund einer schmutzigen Umgebung, etwa in Toiletten, eine Desinfektion vorgenommen, muss man darauf achten, dass vor der Blutgewinnung der Alkohol verdunstet ist, weil Alkohol die Blutzuckerbestimmung stören kann.

Sie können Ihren Blutzucker nur richtig bestimmen, wenn Sie vorher die Hände waschen und gut abtrocknen. Schweiß und Essensreste können die Messergebnisse verfälschen.

Nach dem Einstich mit der Stechhilfe bildet sich meist von selbst ein kleiner Bluttropfen, der für die Messung verwendet werden kann. Tritt zu wenig Blut auf, kann der Finger von den Mittelhandknochen zu den Fingerspitzen hin leicht ausgestrichen werden. Keineswegs darf man den Finger stark quetschen, da das austretende Gewebswasser das Blut verdünnen und damit die Messwerte verfälschen kann. Weitere Maßnahmen zur Erleichterung der Blutgewinnung können sein:

- Finger vor dem Stechen leicht massieren.
- Arme vorsichtig ausschütteln.
- Hände seitlich herunterhängen lassen.
- Hände in warmes Wasser legen.

Wenn Sie vor dem Stechen die Finger mit warmem Wasser waschen, fließt das Blut leichter. Wenn sich nicht gleich ein ausreichend großer Bluttropfen bildet, können Sie den Finger auch vorsichtig von der Handfläche her ausstreichen.

Vorgang der Blutentnahme

Unter Berücksichtigung der oben genannten Punkte werden die mechanischen Stechhilfen so verwendet:

- Hände sorgfältig waschen und abtrocknen.
- Stechtiefe einstellen bzw. kontrollieren.
- Lanzette einsetzen und Schutzkappe abdrehen.
- Stechhilfe spannen.
- An die gewünschte Entnahmestelle ansetzen und Auslöse-Knopf betätigen.
- Gebrauchte Lanzette auswerfen und entsorgen.
- Die Hinweise des Herstellers zur Reinigung der Stechhilfe sind zu beachten.

An Ihrer Stechhilfe können Sie die Stechtiefe so einstellen, dass der Bluttropfen ausreichend groß wird.

5.1.2 Blutzuckermessgeräte

Auswahl

Auch bei der Auswahl der Blutzuckermessgeräte sollte man die Bedürfnisse des Patienten berücksichtigen.

Die ABDA hat eine Übersicht über die gängigen Blutzuckermessgeräte erstellt, mit deren Hilfe man leicht das geeignete Gerät für jeden Patienten herausfinden kann (siehe Kap. 9.3).

Verschiedene Hersteller bieten inzwischen Systeme zur kontinuierlichen Glucosemessung an, bei denen ein Sensor in das Unterhautfettgewebe einge-

Haben Sie Probleme mit Ihren Augen? Es gibt ein Gerät mit extra großem Display.

Tab. 5.2 Hinweise zur Auswahl von Blutzuckermessgeräten

Patienteneigenschaft	Charakteristikum des Gerätes
Kann schlecht sehen	Großes Display mit großen Zahlen
Technikbegeistert	Mit PC-Schnittstelle und Software
Sehr schmerzempfindlich	Geringer Blutbedarf, auch Messung an alternativen Körperstellen möglich
Unsicher in der Handhabung	Ohne Codierung, mit integrierten Messstreifen, saugt Blut selbständig auf, klare Anweisungen im Display
Jung und flexibel	Kurze Messzeit, PC-Schnittstelle

bracht wird und die Glucosewerte per Funk an ein Empfangsteil übermittelt. Gemessen wird der Glucosegehalt im Zellzwischenraum, der dann auf die Blutzuckerwerte umgerechnet wird. Beispiele für Systeme zur kontinuierlichen Glucosemessung für den Patienten sind der Freestyle Navigator (Abbott) und Guardian RT (Medtronic). Allerdings sind diese Systeme aufgrund der hohen Kosten noch nicht weit verbreitet.

Vorbereitung der Messung

Wenn Sie eine neue Packung Teststreifen anbrechen, kontrollieren Sie bitte, ob die Codierung auf der Packung mit der Anzeige im Messgerät übereinstimmt.

Mit Ihrem neuen Messgerät müssen Sie nicht mehr auf die Codierung achten. Das macht das Gerät jetzt ganz automatisch.

Je nach Gerät erfordert eine Blutzuckermessung eine gewisse Vorbereitung. Moderne Blutzuckermessgeräte können Fehlerquellen eliminieren, indem sie beispielsweise automatisch die Codierung vornehmen oder etwa die Teststreifen schon im Geräteinneren bereithalten, so dass beim Einführen keine Fehler passieren können.

Die Tabelle 5.3 stellt typische Fehler bei der Messvorbereitung und entsprechende Abhilfen dar.

Abhängig von der Art der Testmethode können beispielsweise hohe Konzentrationen von Vitamin C oder anderen Arzneimitteln bzw. weitere Blutbestandteile die Blutzuckerbestimmung stören. Genaue Hinweise dazu finden sich in der Packungsbeilage der jeweiligen Teststreifen.

Tab. 5.3 Typische Fehler bei der Vorbereitung der Blutzuckermessung

Fehler	Abhilfe	Tipp bei häufigem Auftreten
Falsche Codierung	Codierung vor jeder Messung überprüfen.	Gerät verwenden, das automatisch codiert bzw. bei dem keine Codierung notwendig ist.
Teststreifen zu alt	Haltbarkeit der Teststreifen vor jeder Messung überprüfen.	Bei der Abgabe von Teststreifen das Haltbarkeitsdatum auf der Packung vermerken bzw. Patientenhinweis.
Teststreifen falsch gelagert bzw. Dose zu lange offen gelassen	Kühl und trocken lagern, Dose nach Entnahme sofort verschließen.	Patientenhinweis bei der Abgabe.
Messfeld des Teststreifens vor der Messung berührt	Demonstration, wie Teststreifen richtig eingelegt werden.	Gerät verwenden, das die Teststreifen im Inneren bereithält.
Falsche Einheit eingestellt (mmol/l oder mg/dl)	Einstellung vor jeder Messung überprüfen.	Bei Abgabe des Gerätes die richtige Einheit voreinstellen bzw. Modell wählen, dass nur die gewünschte Einheit anzeigt.

Überprüfen Sie vor jeder Verwendung die Codierung.

Wenn Sie die Teststreifen schon eine Weile besitzen, prüfen Sie bitte das Haltbarkeitsdatum vor der Verwendung.

Die Teststreifen müssen kühl und trocken gelagert werden. Bitte heben Sie sie also nicht im Bad auf.

Sie haben Recht, die Handhabung der kleinen Teststreifen ist wirklich etwas umständlich. Es gibt ein neues Modell, bei dem die Teststreifen nicht mehr einzeln eingeführt werden müssen – vielleicht verschreibt Ihnen Ihr Arzt dieses Gerät?

Praxistipp

Patienten gewinnen Sicherheit in der Selbstkontrolle des Blutzuckers, wenn die Durchführung von pharmazeutischem Personal in regelmäßigen Abständen kompetent begutachtet wird. Die ABDA hat eine entsprechende Checkliste vorbereitet, mit deren Hilfe Sie feststellen können, ob die Patienten die Blutzuckermessung exakt durchführen (siehe Kap. 9.3).

Dokumentation der Messung

Ich gebe Ihnen noch ein Diabetikertagebuch mit. So können Sie übersichtlich alle Messwerte eintragen und sie bei der nächsten Kontrolle mit dem Arzt besprechen.

Die gemessenen Werte müssen auf jeden Fall dokumentiert werden. Hierfür eignet sich entweder ein Diabetikertagebuch (Bezugsquellen siehe Kap. 8.3) oder auch bei den entsprechenden Messgeräten eine Speicherung im PC (regelmäßige Datensicherung nicht vergessen!).

Blutzuckerwerte in Kapillarblut und venösem Blut

Der Hersteller des Messgerätes hat die Messmethode etwas verändert. Dadurch kann es zu leicht höheren Messwerten kommen. Sie brauchen aber vorerst nichts an Ihrer Insulindosis zu verändern. Besprechen Sie aber beim nächsten Arztbesuch, ob sich durch die neue Messmethode für Ihre Therapie etwas verändert.

Blutzuckerwerte können voneinander abweichen, je nachdem aus welchem Blut und wann sie gemessen wurden. In Plasma liegen die Werte um etwa 10–15 % höher als in Vollblut. Blutzuckermessgeräte können auf Kapillarblut oder Plasma kalibriert sein. Die Patienten sollten deshalb immer mit dem gleichen Messgerät ihre Blutzuckerwerte bestimmen, um die Werte vergleichen zu können. Wenn eine Umstellung auf ein anderes Gerät erfolgt, sollten die Patienten mit ihrem Arzt besprechen, ob sich die Zielwerte ändern.

Die Patienten bestimmen ihren Blutzucker aus dem Kapillarblut, während bei der Untersuchung beim Arzt auch venöses Blut zum Einsatz kommt. Bei Bestimmung im nüchternen Zustand unterscheiden sich die Werte nicht. Allerdings liegen postprandial die Werte im venösen Vollblut ca. 20–40 mg/dl (etwa 1–2 mmol/l) unter den Werten im kapillärem Vollblut. Deshalb kann es Abweichungen zwischen den selbstgemessenen und den vom Arzt bestimmten Werten geben.

Wartung des Gerätes

Der Hersteller Ihres Blutzuckermessgerätes empfiehlt, nach dem Auswechseln der Testkassette eine Kontrollösung zu vermessen. Ich zeige Ihnen, wie Sie dabei vorgehen sollen.

In bestimmten Intervallen sollte die Funktion des Blutzuckermessgerätes mit Hilfe von Kontrollösungen überprüft werden. Hinweise auf die Zeitabstände und die Durchführung finden sich in der Bedienungsanleitung des Gerätes. Ebenfalls sind die Hinweise des Herstellers zur Reinigung des Gerätes zu beachten. Eine starke Verschmutzung des Gerätes kann zu fehlerhaften Messergebnissen führen.

Einheiten umrechnen

Wenn Sie die mmol/l-Werte mit 18 multiplizieren, erhalten Sie Ihre gewohnte Angabe in mg/dl.

Blutzuckerwerte sollten in der SI-Einheit mmol/l angegeben werden. Üblich ist aber häufig auch noch die Angabe in mg/dl (entspricht mg%). So können Sie die Blutzuckerwerte umrechnen:
Angabe in mmol/l x 18,0182 = Angabe in mg/dl
Angabe in mg/dl x 0,0555 = Angabe in mmol/l

Für die Patienten eignet sich die Faustformel:
mmol/l mal 18 ergibt mg/dl und mg/dl geteilt durch 18 ergibt mmol/l

5.2 Applikationshilfen für parenterale Antidiabetika

Parenteral werden Insulin sowie die Inkretinmimetika Exenatid und Liraglutid verabreicht. Während Exenatid und Liraglutid ausschließlich mit Hilfe von Fertigpens injiziert werden, stehen für die Insulinapplikation außerdem Spritzen, wiederbefüllbare Pens sowie Insulinpumpen zur Verfügung.

Inkretinmimetika werden nur mit Fertigpens injiziert.

5.2.1 Spritzen und Pens

Auswahl der Applikationshilfen

Für die Applikation von Insulin gibt es prinzipiell zwei Möglichkeiten: entweder über Insulinspritzen oder mit Hilfe von Pens. Bei letzteren kann man Fertigpens und solche zum Wiederbefüllen unterscheiden. Grundsätzlich sollen die Wünsche der Patienten bei der Auswahl der Applikationshilfen berücksichtigt werden.

Insuline können mit Spritzen, Pens oder Insulinpumpen angewendet werden. Was ist Ihnen am liebsten?

Insulinspritzen

Bei der Verwendung von Insulinspritzen muss auf die richtige Graduierung geachtet werden. Es gibt noch einige wenige Insuline auf dem Markt, die in einer Konzentration von 40 U/ml vorliegen. Die meisten Insuline werden als Füllpatronen für Pens mit einer Konzentration von 100 U/ml vertrieben. Um die richtige Dosierung zu gewährleisten, muss das jeweilige Insulin mit der gleich graduierten Insulinspritze aufgezogen werden.

Bei Insulinspritzen müssen Sie auf die richtige Graduierung achten. Es gibt Insuline mit einer Konzentration von 40 U/ml oder 100 U/ml. Die Insulinkonzentration und die Graduierung der Spritze müssen identisch sein.

Pens

Die Tabelle 5.4 liefert einen Überblick über die derzeit erhältlichen Pen-Systeme. Dabei werden hauptsächlich Fertigpens und wiederbefüllbare Systeme unterschieden. Fertigpens sind bereits mit Insulin befüllt. Vor der Injektion muss lediglich noch eine Pennadel aufgesetzt werden. In wiederbefüllbare Pens werden die passenden Insulinpatronen eingesetzt, die erneuert werden können. Durch Verschleiß der mechanischen Teile haben auch wiederbefüllbare Pens ein Haltbarkeitsdatum (je nach Modell unterschiedlich).

Ihr Pen hat eine Anzeige, bis wann er noch zuverlässig funktioniert. Sobald dieses Symbol in der Anzeige erscheint, sollten Sie sich von Ihrem Arzt einen neuen Pen verordnen lassen. Wir können den neuen Pen dann meistens bis zum nächsten Tag besorgen.

Von der Bauart her werden manuelle, halbautomatische und vollautomatische Pens unterschieden. Bei manuellen Pens wird die Kanüle von Hand in die Haut gestochen. Die Insulinabgabe erfolgt durch Verschieben des Kolbens ähnlich wie bei einer Fertigspritze. Bei halbautomatischen Pens wird beim Drehen des Dosierknopfes eine Federmechanik gespannt, durch die auf Knopfdruck die Insulindosis freigesetzt wird. Im Vergleich zu manuellen Pens ist hier die Geschwindigkeit der Insulinfreigabe unabhängig von der Fingerkraft. Bei vollautomatischen Pens wird auch das Einstechen der Nadel auf Knopfdruck automatisch durchgeführt.

Was ist Ihnen bei einem Pen wichtig? Soll die zuletzt gespritzte Dosis angezeigt werden? Welche Dosisschritte benötigen Sie?

Mögliche Kriterien für die Auswahl eines Pens richten sich nach den Bedürfnissen der Patienten. Dazu gehören etwa:
- Restmengenanzeige
- Dosiskorrektur ohne Insulinverlust
- Große Anzeige (analog oder digital)
- Vorhandene Dosisschritte (0,5; 1 oder 2 Einheiten)
- Akustische Kontrolle der Einstellungen bzw. der Injektion
- Benötigter Kraftaufwand zur Injektion (unterschiedlich nach Pen-Typen)
- Anzeige der zuletzt gespritzten Dosis
- Mögliche Farbmarkierungen zur eindeutigen Identifizierung des Insulins

Im Idealfall sollte der Patient ausprobieren können, mit welchem Modell er am besten zurechtkommt.

Wir haben hier eine Auswahl an Pens vorrätig. Probieren Sie ruhig aus, mit welchem Modell Sie am besten zurechtkommen.

Tab. 5.4 Gängige Pen-Systeme

Wieder befüllbar	Fertigpen	Hersteller
HumaPen - Memoir - Luxura - Luxura HD	KwikPen	Lilly
OptiClik TactiPen OptiPen Pro 1/2	Optiset SoloStar	Sanofi-Aventis
BerliPen/areo		Berlin-Chemie
Omnican Pen 31/32		B. Braun
Autopen Classic/24		Owen Mumford
Ypsopen		Ypsomed
Diapen		Haselmeier
NovoPen 4 NovoPen Junior Innolet	FlexPen	Novo Nordisk

Pennadeln

In der Bedienungsanleitung des Pens finden sich Angaben, welche Pennadeln geeignet sind. Häufig sind mehrere Modelle möglich. Die Auswahl der Länge wird der Arzt in Absprache mit dem Patienten in Abhängigkeit von der Injektionsstelle und -technik vornehmen. Grundsätzlich gilt dabei:

- Mittellange oder lange Nadeln (je nach Hersteller zwischen 8 und 12,7 mm) als Standard bei Injektionen mit Hautfalte.
- Kurze Nadeln (5 oder 6 mm) für Kinder, sehr schlanke Erwachsene oder für Stellen mit sehr wenig subkutanem Fettgewebe (z. B. Oberarm).

Bei Verwendung von Kanülen mit einem größeren Lumen wird für die Injektion weniger Kraft benötigt.

Für den Wechsel der Pennadeln gilt sinngemäß das gleiche wie für die Lanzetten (siehe Kap. 5.1.1). Ein schlagkräftiges Argument für einen häufigen Wechsel der Pennadeln kann Abbildung 5.1 liefern. Hier ist mit Hilfe von elektronenmikroskopischen Aufnahmen dargestellt, wie sich eine Pennadel durch Mehrfachbenutzung verändert.

Heben Sie am besten immer die Verpackung Ihrer Pennadeln auf. So können Sie beim Arzt das Rezept richtig bestellen.

Wechseln Sie Ihre Pennadel regelmäßig, mindestens einmal am Tag.

Aufziehen von Insulin in einer Spritze

Zuerst sollte kontrolliert werden, dass die Konzentration des Insulins mit der Graduierung der Spritzen übereinstimmt (U40 oder U100). Gelegentlich wird empfohlen, vor dem Aufziehen des Insulins die Gummimembran des Insulinfläschchens zu desinfizieren. Insulin lässt sich leichter in der Spritze aufziehen, wenn zuerst ein entsprechendes Luftvolumen in das Fläschchen gespritzt wird. Danach wird das Fläschchen über Kopf gehalten und die entsprechende Insulindosis mit der Spritze entnommen.

Bevor Sie Insulin in die Spritze aufziehen, sollten Sie sich vergewissern, dass die Maßeinheit der Spritze mit der Konzentration des Insulins übereinstimmt.

Mischen von Insulin in einer Spritze

Es gilt die Regel: Zuerst klares (schnellwirksames), dann trübes Insulin (Verzögerungsinsulin, NPH) aufziehen. Nach dem Mischen des NPH-Insulins wird zuerst das Luftvolumen für das Verzögerungsinsulin in das entsprechende Fläschchen gespritzt, ohne Insulin zu entnehmen. Daraufhin wird das Luftvolumen für das Normalinsulin in das Fläschchen gespritzt und gleich das Normalinsulin entnommen. Danach wird die Kanüle in das Fläschchen des Verzögerungsinsulins eingestochen und das entsprechende Insulinvolumen in der Spritze aufgezogen. Wichtig: Bei Fehlentnahmen darf keinesfalls das Insulin in das Fläschchen zurückgegeben werden, sondern muss entsorgt und neu aufgezogen werden.

Beim Mischen Ihres Insulins müssen Sie immer darauf achten, dass Sie zuerst das klare Insulin aufziehen und anschließend das trübe Insulin. Fehlentnahmen müssen Sie entsorgen und neu aufziehen.

Wenn Sie Ihre Pennadel mehrmals verwenden, wird sie stumpf und kann zu Schmerzen beim Einstich führen. Wenn Sie möchten zeige ich Ihnen gerne ein Bild einer mehrfach benutzten Nadel.

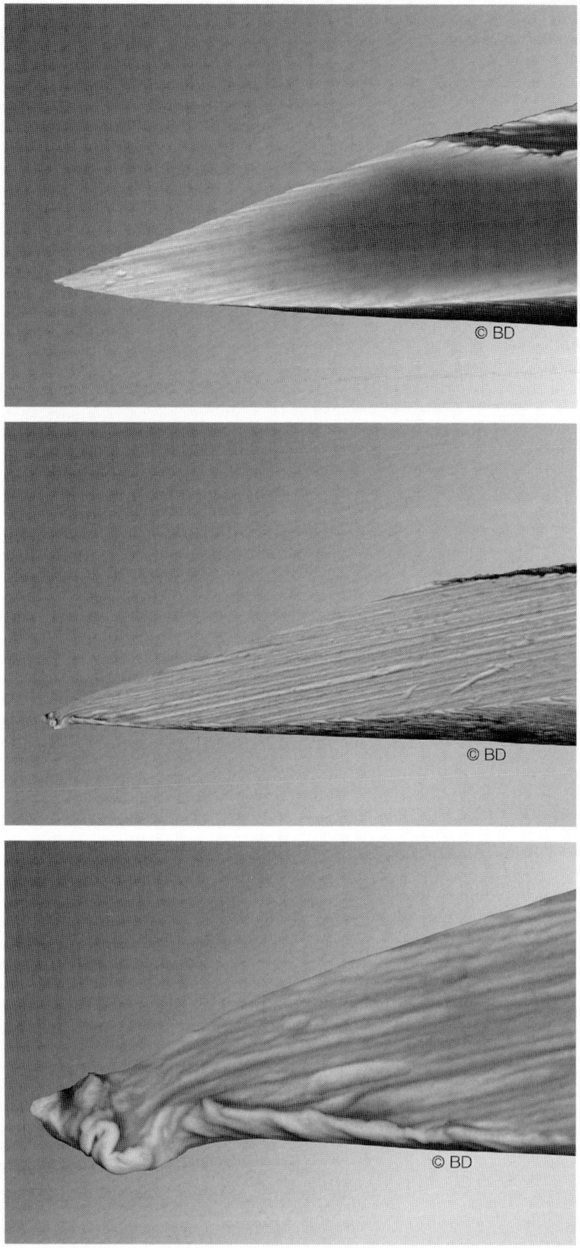

Abb. 5.1 Elektronenmikroskopische Aufnahme von Pennadeln: Oben 370-fache Vergrößerung einer unbenutzten Pennadel. Mitte 370-fache Vergrößerung einer wiederverwendeten Pennadel. Unten 2000-fache Vergrößerung der Pennadel aus dem mittleren Foto. Quelle: Look/Strauss 1998

Handhabung des Pens

Zeigen Sie dem Patienten, wie er eine neue Patrone einsetzt, eine neue Nadel aufsetzt, die Dosis einstellt und die Injektion auslöst.

Vor dem Einsetzen der Patrone muss überprüft werden, ob es sich um das richtige Insulin handelt, ob das Insulin keine Anzeichen von Veränderung aufweist und ob die Patrone noch vollkommen intakt ist. Der Vorrat an Penpatronen sollte im Kühlschrank gelagert werden. Ein bis zwei Stunden vor dem Einsetzen in den Pen sollten die Penpatronen bei Raumtemperatur gelagert werden. So lassen sich Luftblasen im Insulin erkennen und ggf. entfernen.

Lagern Sie Ihre Penpatronen immer im Kühlschrank im Gemüsefach. Nehmen Sie eine neue Penpatrone vor Einsetzen 1–2 Std. vorher aus dem Kühlschrank.

NPH-Insuline und entsprechende Mischinsuline müssen auch im Pen suspendiert werden. Als Faustregel können Sie dem Patienten mitgeben: Das Insulin wird ausreichend gemischt, wenn der Pen zehnmal gekippt und zehnmal sanft zwischen den Handflächen gerollt wird.

Bevor Sie das Verzögerungsinsulin spritzen, muss das Insulin homogenisiert werden. Dazu kippen Sie den Pen zehnmal und rollen ihn zehnmal zwischen den Handflächen hin und her. Bitte schütteln Sie den Pen nicht – dadurch bildet sich Schaum und Sie können das Insulin nicht genau dosieren.

Vor der Injektion muss der Pen auf Betriebsbereitschaft geprüft werden: Dazu werden nach Aufsetzen der Nadel ein bis zwei Einheiten eingestellt, die Nadelkappe entfernt und das Austreten des Insulins geprüft. Falls Luftblasen in der Patrone sichtbar sind, wird die Nadel nach oben gehalten und mit dem Finger leicht an die Patronenhülse geklopft. Die Luftblasen steigen nach oben und können durch Auslösen von ein bis zwei Einheiten Insulin meist leicht entfernt werden. Während kleinere Luftblasen in der Patrone meist kein Problem darstellen, können größere Luftblasen zu einer Unterdosierung des Insulins, einer verzögerten Insulinabgabe sowie einem erhöhten Injektionswiderstand führen.

Für den Fall, dass der Pen defekt ist, sollten Patienten im Umgang mit Insulinspritzen geschult sein. Wird Insulin aus der Penpatrone mit einer Insulinspritze appliziert, muss auf die richtige Graduierung der Spritze (U100!) geachtet werden.

Insulininjektion bei motorisch oder sensorisch behinderten Patienten

Besonders bei älteren oder multimorbiden Patienten kann die Insulininjektion eine Herausforderung darstellen. Es sollte darauf geachtet werden, dass sie mit den entsprechenden Hilfsmitteln gut zurechtkommen. Bei verringerter Griffkraft (z. B. bei Rheuma oder Gicht) können Einmalpens eingesetzt werden, bei denen meist eine geringere Fingerkraft nötig ist, als bei manuellen wiederbefüllbaren Pens. Sehbehinderte Patienten sollten einen Pen bekommen, bei dem die Einstellung der Dosierung durch entsprechend laute Klickgeräusche des Drehknopfes kontrolliert werden kann.

Der Arzt hat Ihnen jetzt einen Pen verordnet, den Sie trotz Ihrer steifen Gelenke gut bedienen können.

Auswahl der Injektionsstelle

Wenn Sie in den Bauch spritzen, wirkt das Insulin ziemlich schnell. Das Insulin zur Nacht sollten Sie immer ins Gesäß spritzen. So wirkt das Insulin am längsten.

Insulin und die Inkretinmimetika werden grundsätzlich ins subkutane Fettgewebe injiziert. Eine Injektion in die Muskulatur ist problematisch, da die Resorption stark schwankt und damit nicht zuverlässig vorhergesagt werden kann. Die Auswahl der Injektionsstellen beeinflusst die Resorptionsgeschwindigkeit und damit den Wirkungseintritt des Insulins. Am schnellsten wird das Insulin aus dem Bauch resorbiert, gefolgt von Arm, Oberschenkel und Gesäß. Entsprechend sollten die verschiedenen Insulinarten appliziert werden:

- Schnellwirksames Insulin und die entsprechenden Mischinsuline in den Bauch.
- Verzögerungsinsuline in den Oberschenkel oder in das Gesäß.

Nehmen Sie bei der Injektion immer die Stelle mit dem dicksten Unterhautfettgewebe.

Für die Injektionsstellen sollte jeweils der Bereich mit dem dicksten Unterhautfettgewebe bevorzugt werden. Das sind:

- am Bauch ca. zwei Fingerbreit links und rechts vom Bauchnabel,
- am Oberschenkel vorne oder außen,
- am Gesäß beliebig (insgesamt sehr viel Fettgewebe).

Von der Injektion in den Oberarm wird abgeraten, da die Gefahr einer intramuskulären Injektion hoch ist. Geübte Diabetiker können den Oberarm als Injektionsstelle verwenden, wenn sie kurze Nadeln (5 mm) benutzen.

Grundsätzlich sollte der Diabetiker das Insulin zur gleichen Tageszeit immer in die gleiche Region spritzen (z. B. vor dem Frühstück immer in den Bauch). Jede Injektionsstelle hat ihr eigenes Injektionsmuster, so dass auf diese Weise die Wirkung der Insulindosis besser abgeschätzt werden kann. Für die abendliche Dosis eines Verzögerungsinsulins eignet sich besonders das Gesäß, da dort eine besonders langsame und vorhersehbare Resorption erfolgt.

Sie sollten nie eine Wärmflasche auf die Stelle legen, in die Sie gerade Insulin gespritzt haben. Dadurch wirkt das Insulin viel schneller und es kann leicht zu einer Unterzuckerung kommen.

Besonders bei der Injektion in den Oberschenkel ist zu beachten, dass eine stärkere Belastung der Muskeln unterhalb der Injektionsstelle, etwa durch Laufen, zu einer schnelleren Insulinresorption führt. Ein ähnliches Phänomen kann auch durch heißes Baden oder Duschen, Sonnenbäder, Massagen, Wärmflaschen auf der Injektionsstelle oder durchblutungsfördernde Salben auftreten.

Injektionstechnik

Wenn Sie eine Hautfalte bilden, können Sie damit treffsicher in das Fettgewebe spritzen. Dann wird das Insulin vom Körper besonders gleichmäßig aufgenommen.

Der wichtigste Hinweis, den Sie den Patienten zur Injektionstechnik mitgeben sollten, ist die Injektionsstelle innerhalb eines Injektionsbereichs täglich zu wechseln. Damit die Injektion nicht in den Muskel, sondern in das Unterhautfettgewebe erfolgt, wird die Bildung einer Hautfalte empfohlen. Dazu soll der Patient mit Daumen und Zeigefinger bzw. Mittelfinger eine Hautfalte an der Injektionsstelle abheben (darauf achten, dass keine Muskulatur mitgefasst wird). Der Einstichwinkel in die Hautfalte kann 45 ° oder 90 ° betragen. Erfolgt die Injektion ohne Hautfalte, sollte der Patient die Nadel im 45 °-Winkel einführen, damit nicht in die Muskulatur injiziert wird. Eine Ausnahme bildet das

Gesäß, hier ist wegen des dicken Subkutangewebes auch ein 90°-Winkel möglich. Als Faustregel gilt: Mit langen Nadeln (10–13 mm) wird im 45°-Winkel eingestochen, mit kurzen Nadeln (5–8 mm) ist auch ein 90°-Winkel möglich. Die Hautfalte soll erst losgelassen werden, wenn die Nadel entfernt wurde. Bei der Injektion mit vollautomatischen Pens ist es nicht notwendig, eine Hautfalte zu bilden.

Lipodystrophie verhindern

Wird Insulin wiederholt an der gleichen Stelle injiziert, kann es zu Wucherungen oder einer Verringerung des Fettgewebes (Lipodystrophie) an dieser Stelle kommen. An den betroffenen Stellen werden die Nervenendigungen geschädigt, so dass eine Injektion an dieser Stelle vergleichsweise schmerzarm ist. Das verleitet den Diabetiker zu weiteren Injektionen an diese Stelle. Problematisch ist die Lipodystrophie auch deshalb, weil die betreffenden Stellen weniger durchblutet sind. Daraus resultiert eine schlechtere Insulinresorption und folglich ein höherer Insulinbedarf.

Um die Lipodystrophie zu vermeiden, sollten die Injektionsstellen regelmäßig gewechselt werden. Dabei sollte die neue Injektionsstelle einen Fingerbreit von der der letzten entfernt sein. Eine Hilfe können auch so genannte Rotations- bzw. Spritzschablonen sein. Wird nicht weiter an der veränderten Stelle injiziert, kann sich eine Lipodystrophie im Laufe der Zeit über mehrere Monate auch zurückbilden.

Insulin kann zu Gewebewucherungen führen, wenn Sie jedesmal in die gleiche Stelle spritzen. Ich gebe Ihnen eine Schablone mit, die Ihnen den richtigen Abstand zur vorherigen Spritzstelle zeigt.

Die manchmal praktizierte Injektion durch die Kleidung ist aus mehreren Gründen nicht empfehlenswert: Zum einen lässt sich so schwer eine Hautfalte bilden, vor allem aber kann die Injektionsstelle nicht inspiziert werden, ob etwa Blut oder Insulin austritt. Außerdem kann durch den Kleiderstoff die Nadelbeschichtung entfernt werden, so dass die Injektion deutlich schmerzhafter ist. Daneben können Partikel aus der Kleidung in die Injektionsstelle gelangen. Auch kann sich durch den erhöhten Widerstand die Kanüle leicht verbiegen.

Es empfiehlt sich nicht durch die Kleidung zu injizieren. Die Nadel kann sich verbiegen, dadurch wird der Einstich schmerzhafter und die Einstichstelle kann nicht kontrolliert werden.

Häufige Probleme bei der Insulininjektion sind mit Lösungsmöglichkeiten in Tabelle 5.5 dargestellt.

Nach dem Herausziehen der Nadel sollte geprüft werden, dass kein Insulin nachtropft. Ein wichtiger Hinweis: Nach der Injektion sollte die Pennadel entfernt werden. Wird der Pen mit aufgesetzter Nadel gelagert, kann besonders bei schwankenden Temperaturen das Insulin auskristallisieren und die Kanüle verstopfen. Außerdem kann Insulin auslaufen bzw. sich eine Luftblase bilden, die die Injektionszeit verlängert und die Dosiergenauigkeit gefährdet.

Am besten wechseln Sie die Pennadel nach jedem Spritzen, spätestens aber nach einem Tag. Dazu schrauben Sie abends die Pennadel ab und befestigen am nächsten Morgen eine neue.

Die ABDA hat eine SOP zum Thema »Beratung zur Insulinapplikation« sowie eine zugehörige Checkliste erstellt, mit deren Hilfe sich in der Apotheken-

Blutergüsse können entstehen, wenn die Pennadel schon zu stumpf ist. Wechseln Sie am besten nach jeder Injektion die Nadel, mindestens aber einmal am Tag.

Warten Sie nach dem Spritzen noch 5–10 Sekunden, bis Sie die Nadel aus der Haut ziehen.

Zu kaltes Insulin kann ein Brennen an der Einstichstelle verursachen. Sie können die angebrochene Insulinpatrone bei Raumtemperatur lagern.

Tab. 5.5 Häufige Probleme bei der Insulininjektion

Problem	Mögliche Ursache	Abhilfe
Blutergüsse nach der Injektion	Blutgefäß getroffen	Richtige Injektionstechnik ins subkutane Fettgewebe demonstrieren
	Haut war verletzt	Nur in intakte Hautstellen injizieren
	Gewebeschaden durch verbogene Injektionsnadel	Für jede Injektion neue Nadel benutzen
Insulin fließt aus der Einstichstelle zurück bzw. Pen tropft nach	Nadel zu kurz	Längere Nadel verwenden
	Nadel zu schnell aus der Haut gezogen	Nadel nach der Injektion für 5–10 sec in der Haut lassen. Cave: In diesem Fall nicht sofort Insulin nachspritzen, sondern Blutzucker kontrollieren
	Luftblase in der Patrone	Luftblase vor Injektion entfernen; Pen ohne Nadel lagern; keine Temperaturschwankungen
Brennen oder Schmerz bei der Injektion	Desinfektionsmittel gelangt unter die Haut	Auf Desinfektionsmittel verzichten bzw. erst nach dem vollständigen Verdunsten injizieren
	Zu schnelle Injektion	Langsam injizieren
	Insulin zu kalt	Angebrochene Patrone bzw. Pen bei Raumtemperatur lagern
	Nadel verbogen oder Beschichtung abgenutzt	Für jede Injektion neue Nadel benutzen

praxis die Handhabung schnell beurteilen sowie eventuelle Fehler leicht identifizieren lassen. So kann der Beratungsbedarf sicher festgestellt werden (siehe Kap. 9.3).

5.2.2 Insulinpumpen

Bei der Insulinversorgung mit einer Insulinpumpe wird kontinuierlich schnellwirksames Insulin als Basalrate zugeführt. Der Insulinbedarf für die Mahlzeiten wird durch Bolusgaben abgedeckt. Insulinpumpen werden also nur mit schnellwirksamem Insulin betrieben.

Die Insulinapplikation erfolgt über ein Infusionsset, das aus einem Katheter und einer Kanüle besteht. Die Kanüle des Infusionssets wird üblicherweise in das Unterhautfettgewebe des Bauchs platziert und mit einem selbstklebenden Pflaster fixiert. Vor dem Einführen der Nadel sollte die Applikationsstelle desinfiziert sowie täglich auf Reizungen und Entzündungen kontrolliert werden. Wie auch bei der herkömmlichen Insulininjektion sollten die Injektionsstellen im Rotationsprinzip gewechselt werden.

Kontrollieren Sie die Einstichstelle jeden Tag auf Entzündungen und Reizungen und wechseln Sie ihr Infusionsset regelmäßig alle 2–3 Tage.

Für die meisten Pumpenmodelle gibt es Infusionssets, die auf die Bedürfnisse des Patienten abstimmbar sind: Stahl- oder Teflonkanülen, unterschiedliche Einstichwinkel sowie unterschiedliche Schlauchlängen und Möglichkeiten der Abkopplung stehen zur Verfügung. Hier sollte der Patient die Variante auswählen, die seiner Lebensführung am ehesten entspricht. Teilweise stehen auch spezielle Applikationshilfen zur Verfügung, die das Einführen der Kanüle erleichtert. Die Infusionssets sollten üblicherweise alle zwei (bei Stahlkanülen) bis drei Tage (bei Teflonkanülen) gewechselt werden. Die Insulinpumpe selbst wird entweder in der Brust- bzw. Hosentasche getragen oder mit verschiedenen Tragesystemen am Gürtel oder am Körper befestigt.

Bevor die Kanüle ins Gewebe gebracht wird, muss der Katheter mit Insulin gefüllt sowie die Luft aus der Kanüle entfernt werden. Die meisten Pumpenmodelle verfügen über einen entsprechenden Füllmodus. Das Infusionsset sollte nie gefüllt werden, wenn es bereits am Körper anliegt, weil es sonst zu einer unkontrollierten Insulinabgabe kommen kann. Vor Beginn der Injektion sollten nochmals die Einstellungen der Pumpe kontrolliert werden.

Füllen Sie das Infusionsset am besten, bevor Sie die Kanüle einführen. So können Sie eine unkontrollierte Insulinabgabe vermeiden.

Je nach Pumpenmodell können fertige Ampullen zur Anwendung in Insulinpumpen eingesetzt werden oder beliebiges kurzwirksames Insulin in entsprechende Ampullen umgefüllt werden. Vor dem Umfüllen von Insulin sollten immer die Hände gewaschen sowie das Insulin auf Raumtemperatur gebracht werden. Luftblasen in der Ampulle als auch im Infusionsset müssen entfernt werden. Alle Sterilprodukte und Zubehör sollte nur mit den entsprechend dafür ausgelegten Pumpenmodellen betrieben werden. Vor Verwendung einer Insulinpumpe muss der Diabetiker ausreichend im Umgang mit dem Gerät sowie in der intensivierten Insulintherapie geschult sein.

Damit Sie für den Fall eines Falles vorbereitet sind, sollten Sie von jedem Zubehörteil jeweils ein Reserveexemplar bei sich haben.

Hinweis

Insulinpumpenträger sollten stets entsprechendes Zubehör (Infusionsset, Ampullen, Batterien) sowie Insulinspritzen und Insulin bei sich tragen, um auf eventuelle Defekte vorbereitet zu sein. Besteht der Verdacht auf einen Pumpendefekt, sind häufige Blutzuckerkontrollen notwendig, um schnell auf die Situation reagieren zu können.

Die Pumpe und das Infusionsset sollten Sie regelmäßig auf Undichtigkeit bzw. Luftblasen kontrollieren.

Alle drei Stunden tagsüber sowie vor dem Zubettgehen sollten die Pumpe und das Infusionsset auf Undichtigkeit bzw. Luftblasen kontrolliert werden. Für kürzere Zeiträume kann der Patient auch die Pumpe abkoppeln. Er soll mit seinem Arzt besprechen, wie lange dieser Zeitraum sein kann. Die meisten Insulinpumpen sollten nicht in Kontakt mit Wasser kommen, allerdings gibt es inzwischen auch Modelle, die in gewissem Umfang wasserfest sind. Beim Schwimmen und in der Sauna sollte die Insulinpumpe deshalb in der Regel abgelegt werden. Insulinpumpen können durch elektromagnetische Felder (z. B. Röntgenquellen) gestört werden und sollten deshalb in diesen Bereichen abgenommen werden. Sicherheitssysteme für Durchgangskontrollen wie etwa an Flughäfen haben in der Regel keinen Einfluss auf die Funktion der Pumpen. Die Insulinpumpe sollte nicht mehr verwendet werden, wenn sie Absplitterungen oder Risse aufweist (etwa nach Herunterfallen).

Bei der Pumpentherapie kann es bei Defekten leicht zu einer lebensbedrohlichen Ketoazidose kommen. Wenn Sie plötzlich sehr müde werden oder Ihnen übel ist, sollten Sie unbedingt den Blutzucker messen.

Da mit Insulinpumpen nur kurzwirksames Insulin verabreicht wird, ist im Fall eines unbemerkten Defektes der Pumpe das Risiko für eine Ketoazidose sehr hoch. Bei verdächtigen Symptomen wie unerklärliche Müdigkeit, Übelkeit oder Erbrechen sollte daher unbedingt der Blutzuckerspiegel gemessen werden und bei Bedarf Insulin nachdosiert werden.

Tab. 5.6 Übersicht über gängige Modelle von Insulinpumpen

Modell	Hersteller
Accu-Chek D-TronPlus, Combo und Spirit	Roche Diagnostics
DANADiabecare R, IIS und IISG	IME-DC
Paradigm und Veo	Medtronic
Animas IR 2020	MedTrust

Entsorgung von Verbrauchsmaterialien

Teststreifen und leere Insulinpatronen können einfach über den Hausmüll entsorgt werden. Bei Lanzetten, Insulinspritzen und Pennadeln muss darauf geachtet werden, dass sich niemand daran verletzen kann. Aus diesem Grund bieten die meisten Hersteller Entsorgungsboxen an, die die Nadeln durchstechsicher aufbewahren. Die Boxen können dann im normalen Hausmüll entsorgt werden. Viele Nadelstichverletzungen passieren beim Sichern einer Kanüle mit der Schutzkappe. Dieses »Recapping« ist deshalb im professionellen Einsatz (z. B. im Krankenhaus) inzwischen verboten. Weisen Sie die Patienten auf die Gefahren hin (besonders pflegende Angehörige) und besorgen Sie Ihnen entsprechende Entsorgungsboxen.

Alternativ kann mit dem Hilfsmittel SafeClip™ (Hersteller: BD) die Kanüle abgeknipst werden. Die Kanüle verbleibt dann innerhalb des Plastikgehäuses, das komplett entsorgt werden kann, sobald es komplett gefüllt ist.

Zum sicheren Abschrauben von Pennadeln eignet sich das Uniguard-System (Hersteller: Owen Mumford), das ebenfalls vor Nadelstichverletzungen schützt. Bei den NovoFine Autocover Pennadeln (Hersteller: NovoNordisk) wird die Nadel nach der Injektion automatisch von einer Schutzhülle umgeben.

Ihre Pennadeln können Sie in diese Entsorgungsbox werfen, die in der Packung enthalten ist. Dann besteht keine Gefahr, dass sich jemand anderes an den Nadeln sticht. Die verschlossene Entsorgungsbox können Sie einfach in den Hausmüll werfen.

6 Pharmazeutische Dienstleistungen

6.1 Blutzuckermessung in der Apotheke

Ich trage Ihnen die gemessenen Werte in dieses Merkblatt ein. Bitte gehen Sie in den nächsten beiden Wochen zum Arzt und nehmen Sie das Merkblatt mit.

Die Blutzuckermessung in der Apotheke ist besonders für Kunden im Rahmen einer allgemeinen Gesundheitsvorsorge ein wichtiger Service. Bei Routineuntersuchungen können erhöhte Blutzuckerwerte festgestellt werden. In diesem Fall sollte an den Hausarzt zur weiteren Diagnostik weiterverwiesen werden. Damit leistet die Apotheke auch einen wichtigen Beitrag zur Prävention und Früherkennung des Diabetes mellitus und hilft Folgeschäden zu vermeiden.

Um zuverlässige Messwerte zu erzielen sowie Kunden und Mitarbeiter nicht zu gefährden, sind Qualitätsstandards bei der Blutzuckermessung in der Apotheke einzuhalten. Die ABDA hat zu diesem Zweck eine Leitlinie zur Durchführung von Blutuntersuchungen mit entsprechenden Checklisten und Arbeitshilfen veröffentlicht. Darin sind allgemeine Anforderungen an den Messplatz, qualitätssichernde Maßnahmen und arbeitsschutzrechtliche Bestimmungen kompakt zusammengefasst. Auf dieser Grundlage kann die Apotheke eigene Standardarbeitsanweisungen (SOPs) im Rahmen eines Qualitätsmanagementsystems erstellen bzw. entsprechende Maßnahmen ergreifen.

Die ABDA hat ebenfalls ein Merkblatt entwickelt, in das die gemessenen Werte eingetragen werden können und das dem Kunden ausgehändigt wird. Damit soll gewährleistet werden, dass der Arzt von auffälligen Blutzuckermesswerten erfährt (siehe Kap. 9.3).

6.2 Give aways

In dieser Broschüre finden Sie einen Diabetikerausweis. Bitte füllen Sie ihn aus und tragen Sie ihn in der Geldbörse bei sich. Dann weiß im Notfall der Arzt gleich, wie er Sie behandeln muss.

Zu den wichtigen Dokumenten für einen Diabetiker gehört ein Diabetikerausweis. Damit kann in Notfallsituationen schnell auf die Erkrankung hingewiesen werden.

Der Gesundheitspass Diabetes der Deutschen Diabetes Gesellschaft dient zur Dokumentation der Therapie. Im Gesundheitspass werden die Ergebnisse der vierteljährlichen bzw. jährlichen Kontrolluntersuchungen festgehalten. Außerdem werden Zielvereinbarungen, etwa zu Körpergewicht oder HbA_{1c}-Wert, dort eingetragen.

Für die Dokumentation der regelmäßigen Blutzuckermessungen durch den Patienten ist ein Diabetikertagebuch hilfreich. Dort können auch die eingesetzten

Medikamente bzw. die Insulindosierungen sowie besondere Vorkommnisse (etwa Hypoglykämien, ungewöhnlich hohe Blutzuckerwerte oder Fieber) festgehalten werden. Wenn das Tagebuch sorgfältig geführt wird, kann der behandelnde Arzt leicht feststellen, ob eine Anpassung der Therapie erfolgen muss.

Ich habe gesehen, dass Ihr altes Diabetikertagebuch fast voll ist. Ich gebe Ihnen gleich ein Neues mit, damit Sie weiter so sorgfältig Ihre Werte aufschreiben können.

Um einer Lipodystrophie vorzubeugen, sollte die Stelle für die Insulininjektion regelmäßig gewechselt werden. Eine praktische Hilfe dafür bieten Rotationsschablonen, die von der Firma BD angeboten werden.

Gerade bei Diabetes hängt der Therapieerfolg entscheidend davon ab, wie gut der Patient über seine Erkrankung informiert ist. Das erhöht auch die Motivation, eigenverantwortlich an der Therapie mitzuwirken. Patientenbroschüren mit ausführlichen Informationen zum Krankheitsbild, zur Ernährung und zur Therapie fördern die Auseinandersetzung mit der Erkrankung und erleichtern das Beratungsgespräch (siehe Kap. 8.3).

In dieser Broschüre können Sie alles Wichtige zu Ihrer Erkrankung nachlesen.

6.3 Beratung zu speziellen Aspekten

6.3.1 Diabetes und Psychosoziales

Schwerbehindertenausweis

Chronische Erkrankungen wie Diabetes bedeuten für die Betroffenen häufig deutliche Einschränkungen. Um einen Ausgleich zu schaffen, gibt es für Diabetiker die Möglichkeit, einen Schwerbehinderten-Status zu beantragen. Der Grad der Schwerbehinderung ist dabei vom Behandlungsschema und der erreichten Stoffwechselstabilität abhängig (siehe Tab. 6.1). Folgeerkrankungen bzw. häufige oder schwere Hypoglykämien können den Grad der Behinderung noch erhöhen.

Besprechen Sie doch einmal mit Ihrem Arzt, ob es für Sie sinnvoll und möglich ist, einen Schwerbehindertenausweis zu beantragen.

Tab. 6.1 Einstufung der Behinderung bei Diabetikern

Behandlung	Grad der Behinderung
Nur Diät (keine blutzuckerregulierenden Medikamente)	0
Medikamente ohne Hypoglykämierisiko	10
Medikamente mit Hypoglykämierisiko	20
Insulintherapie mit stabiler oder mäßig schwankender Stoffwechsellage	30–40
Insulintherapie mit instabiler Stoffwechsellage	50

Für die Einstufung der Behinderung gibt es mehrere Grade.

Bei Ihrem zuständigen Versorgungsamt können Sie Ihren Schwerbehindertenausweis beantragen. Er bietet Ihnen mehrere Vorteile.

Ab einem Grad der Behinderung von 50% ist es möglich, einen Schwerbehindertenausweis zu erhalten. Beantragt wird der Ausweis bei dem für den Wohnort zuständigen Versorgungsamt. Für anerkannte Schwerbehinderte gibt es mehrere Vorteile, wie etwa:

- Erweiterter Kündigungsschutz
- Zusatzurlaub
- Steuerliche Freibeträge

Kinder mit Diabetes bekommen wegen ihrer instabilen Stoffwechsellage meistens einen Behinderungsgrad von 50% anerkannt. Zusätzlich oder auch unabhängig von einem Schwerbehindertenstatus kann mindestens bis zur Vollendung des 16. Lebensjahres das Kennzeichen »H« beantragt werden. Damit können weitere Maßnahmen zum Nachteilsausgleich, wie etwa steuerliche Freibeträge, in Anspruch genommen werden.

Diabetes und Depressionen

Mir ist in der letzten Zeit aufgefallen, dass Sie häufig einen niedergeschlagenen Eindruck machen. Sorgen Sie sich, dass der Diabetes die Niere noch weiter schädigen kann? Erzählen Sie doch auch Ihrem Arzt von den Sorgen – er kann Ihnen sicher weiterhelfen.

Im Vergleich zur Normalbevölkerung haben Diabetiker ein zweifach erhöhtes Risiko, an einer Depression zu erkranken. Dabei spielen besonders Folgeerkrankungen und schwere Hypoglykämien eine wichtige Rolle. Umgekehrt gilt auch, dass Depressionen die Diabetes-Therapie beeinträchtigen: Depressive Patienten haben häufig eine schlechtere Stoffwechseleinstellung, weil sie Therapieempfehlungen nicht entsprechend umsetzen. Programme zur Gewichtsreduktion und Raucherentwöhnung werden von depressiven Patienten auch deutlich häufiger abgebrochen.

Diabetische Patienten, bei denen in der Apotheke depressive Züge auffallen, sollten ermutigt werden, mit dem Arzt über die Symptome zu sprechen. Je früher eine Depression behandelt wird, desto schneller steigt auch die Lebensqualität für den betroffenen Patienten an.

6.3.2 Diabetiker auf Reisen

Vorbereitungen

Lassen Sie sich von Ihrem behandelnden Arzt ein Attest für Ihren Reisebedarf ausstellen. So vermeiden Sie Schwierigkeiten bei der Sicherheitskontrolle. Nehmen Sie einen mehrsprachigen Diabetikerausweis sowie die Beipackzettel Ihrer Medikamente mit.

Besonders bei Reisen ins Ausland ist es hilfreich, dass sich Diabetiker eine Bescheinigung des behandelnden Arztes ausstellen lassen. So kann man Schwierigkeiten bei der Zollabfertigung bzw. bei Sicherheitskontrollen an Flughäfen vorbeugen. Ein mehrsprachiger Diabetikerausweis sowie die Beipackzettel der Medikamente erleichtern eine Notfallbehandlung bzw. die Ersatzbeschaffung verloren gegangener Arzneimittel. Wichtige Vokabeln wie Insulin, Fertigspritze oder Unterzuckerung sollte man in der Landessprache aufschreiben. Eine vorbereitete Liste mit Ärzten am Urlaubsort kann im Notfall wertvolle Zeit sparen.

Verstauen Sie Ihre Arzneimittel und das Zubehör auf jeden Fall im Handgepäck.

Ein ausreichender Vorrat an Medikamenten und Zubehör (etwa die doppelte Menge des normalen Bedarfs) sollte im Handgepäck verstaut werden, um Verlusten vorzubeugen. Darüber hinaus kann Insulin im Frachtteil des Flugzeugs Schaden nehmen, da dort auch Minustemperaturen herrschen können.

Benutzer von Pens sollten zur Sicherheit auch U100-Insulinspritzen mitnehmen. Ein Notfallvorrat an Speisen und Getränken sichert die Kohlenhydratzufuhr auf Flugreisen unabhängig von der Versorgung an Bord.

Unterwegs

Auf der Reise müssen Insulin und Messsensoren vor zu hohen bzw. zu tiefen Temperaturen geschützt werden. Bei Reisen in warme Regionen empfiehlt sich eine spezielle Kühltasche, bei der die Insulinpatronen nicht direkt am Kühlelement anliegen. In sehr kalten Gegenden bzw. beim Skifahren oder bei Hochalpintouren sollte das Insulin körpernah (also etwa in der Jackentasche) getragen werden, um ein Einfrieren zu verhindern. Am Strand müssen Pen und Messgerät vor Sand geschützt werden, der mechanische und elektrische Teile schädigen kann. Ein einfacher Schutz ist ein Gefrierbeutel, der mit einem Gummiring verschlossen wird.

Damit das Insulin nicht verdirbt, sollten Sie es bei Ihrem Mittelmeerurlaub in einer Kühltasche transportieren. Achten Sie darauf, dass die Insulinpatronen nicht direkt an den Kühlelementen anliegen.

Bei Reisen mit Zeitverschiebung sollte der Diabetiker die Anpassung der Insulindosis mit seinem Arzt detailliert besprechen. Grundsätzlich gilt: Bei Reisen nach Westen wird mehr Insulin benötigt, da sich der Tag verlängert. Umgekehrt sinkt der Insulinbedarf bei Reisen nach Osten aufgrund der Verkürzung des Tages.

Wenn Sie eine Reise mit Zeitverschiebung planen, besprechen Sie am besten mit Ihrem Arzt genau, wie Sie die Insulindosis verändern sollen.

6.3.3 Diabetes und Autofahren

Das größte Problem stellen für autofahrende Diabetiker Hypoglykämien dar, die unter Umständen mit einer Ohnmacht einhergehen können. Dadurch kann es zu gefährlichen Unfällen kommen. Deshalb sollte vor Beginn einer längeren Autofahrt der Blutzuckerspiegel kontrolliert werden. Die Blutzuckerwerte sollten zur Sicherheit mit Kohlenhydraten etwas in den höheren Bereich korrigiert werden, um Hypoglykämien vorzubeugen. Dazu sollten ein bis zwei zusätzliche Kohlenhydrateinheiten ohne Insulingabe verzehrt werden. Außerdem sollten schnell resorbierbare Kohlenhydrate in der Fahrkabine bereitgehalten werden.

Sorgen Sie vor Autofahrten dafür, dass Ihre Blutzuckerwerte deutlich von der Unterzuckerungsgrenze entfernt sind. Essen Sie lieber ein bis zwei Kohlenhydrateinheiten mehr und halten Sie während der Fahrt Traubenzucker griffbereit.

Während der Fahrt empfiehlt sich alle zwei Stunden eine Pause sowie der Verzehr von Kohlenhydraten. Bei den ersten Anzeichen einer beginnenden Hypoglykämie sollte der Diabetiker sofort anhalten und schnell resorbierbare Kohlenhydrate zu sich nehmen. Eine Weiterfahrt ist erst möglich, wenn die Blutzuckerwerte wieder im normoglykämischen Bereich liegen und keine hypoglykämischen Symptome mehr vorhanden sind.

Wenn Sie Anzeichen einer Unterzuckerung bemerken, halten Sie sofort an und essen Sie etwas. Sie dürfen erst weiterfahren, wenn die Blutzuckerwerte wieder im normalen Bereich liegen.

Aus Sicherheitsgründen sollten Diabetiker wenn möglich auf lange Nachtfahrten verzichten und die Geschwindigkeit begrenzen. Alkohol ist doppelt gefährlich, da neben einer Beeinträchtigung des Reaktionsvermögens auch langanhaltende Hypoglykämien ausgelöst werden können. Regelmäßige Kontrolluntersuchungen, vor allem der Sehleistung, erhöhen ebenfalls die Sicherheit.

6.3.4 Diabetes bei Kindern

In Deutschland sind mehr als 20000 Kinder und Jugendliche von Typ-1-Diabetes betroffen. Steigende Zahlen werden auch für weitere Diabetes-Formen gemeldet, darunter auch Formen des Typ-2-Diabetes bei Kindern, die vor allem mit der steigenden Anzahl von übergewichtigen Kindern einhergehen.

Primäre Ziele der Therapie sind, schwere Stoffwechselentgleisungen zu vermeiden und Folgeerkrankungen vorzubeugen. Diese Ziele sind häufig eine Gratwanderung, da eine gute Einstellung des Blutzuckers im Hinblick auf die lange Krankheitsdauer und Spätfolgen erwünscht wird, andererseits schwere Hypoglykämien aber auch ein Risiko für die geistige Entwicklung darstellen. Besonders bei Kindern soll die Diabetes-Therapie ein normales Wachstum ermöglichen – nicht nur in körperlicher Hinsicht, sondern auch bezogen auf die psychosoziale Entwicklung. Dazu ist es notwendig, den Therapieplan so zu gestalten, dass eine flexible Lebensführung möglich ist und die Nahrungsmittelauswahl so wenig wie möglich eingeschränkt wird. Dabei sollen die Selbständigkeit und die Eigenverantwortlichkeit des Patienten altersgemäß gestärkt werden.

Ich finde es bewundernswert, wie gut Sie mit dem Diabetes bei Ihrer Tochter umgehen.

Möglichst bald nach der Diagnose sollte die Ersteinstellung in einem pädiatrisch erfahrenen Diabeteszentrum erfolgen. Häufig werden getrennt für Eltern und Kinder Schulungen angeboten, die zielgruppengerecht die Grundlagen von Krankheit und Therapie behandeln, und dabei besonders auf die Besonderheiten im Alltag mit Kindern eingehen (etwa der Umgang mit Süßigkeiten). Gerade bei Kindern mit Typ-1-Diabetes kommt der Schulung im Umgang mit Hypoglykämien auch eine wichtige Rolle zu. Um ein altersgerechtes Selbstmanagement der Erkrankung zu fördern, sollte alle zwei bis drei Jahre die Schulung aufgefrischt werden.

Bei Kindern kommen am häufigsten die intensivierte Insulintherapie oder die Pumpentherapie zum Einsatz. In Abhängigkeit vom Alter können die meisten Kinder relativ bald auch aktiv an der Therapie mitwirken, etwa den Blutzucker messen oder Insulin spritzen.

Die Diagnose Diabetes bei den Kindern bedeutet vor allem auch für die Eltern eine emotionale Belastung. Die Verantwortung für die Therapie und die Gesundheit des Kindes können große psychische Probleme darstellen. Hier besteht eine wichtige Aufgabe der Apotheke darin, Verständnis für die Situation und die Belastungen zu zeigen, Unterstützung zuzusichern und immer wieder aktiv nachzufragen, wie die Familie mit der neuen Situation zurechtkommt. Die Eltern benötigen eine individuelle Beratung, bei der auch Ängste und Befürchtungen zur Sprache kommen können. Sofern noch nicht bei der Schulung passiert, kann der Hinweis auf entsprechende Selbsthilfegruppen für Eltern mit diabetischen Kindern wertvoll sein.

Bei Kindern ist es ganz normal, dass die Blutzuckerwerte stark schwanken. Sie brauchen sich deshalb keine Vorwürfe zu machen – Sie tun alles, was möglich ist.

6.3.5 Diabetes im Alter

Bei älteren Patienten ist die Diagnose »Diabetes« häufig ein Zufallsbefund, der etwa aufgrund von Folgeschäden wie Nervenschmerzen oder Herzinfarkt gestellt wird. Auch vermeintlich altersbedingte Beschwerden wie Harndrang, Austrocknung, Gangunsicherheit oder ständige Müdigkeit können auf einen bisher unentdeckten Diabetes hindeuten. Diese Beschwerden können sich durch eine ausreichende Blutzuckereinstellung zurückbilden.

Obwohl für die Stoffwechseleinstellung im Alter grundsätzlich die gleichen Werte gelten wie in jüngeren Jahren, sollten die Therapieziele individuell festgelegt werden. Dabei sollte die individuelle Leistungsfähigkeit des Patienten und sein soziales Umfeld bedacht werden.

Pharmakotherapie

Besondere Probleme bei der Diabetestherapie im Alter stellen sich durch Multimorbidität und daraus folgende Kontraindikationen für Antidiabetika bzw. Wechselwirkungen mit der bestehenden Medikation. Daher sollten die Arzneistoffe sorgfältig ausgewählt werden.

Sulfonylharnstoffe beispielsweise unterscheiden sich deutlich in ihrer Elimination: Während Glibenclamid hauptsächlich renal eliminiert wird, erfolgt die Ausscheidung von Glimepirid etwa zu gleichen Teilen über Leber und Niere. Gliquidon wird fast ausschließlich über die Leber ausgeschieden. Da im Alter die Nierenfunktion meist deutlich abnimmt, sollte die Auswahl der Arzneistoffe entsprechend erfolgen. Zu beachten ist auch die Hypoglykämiegefahr durch Sulfonylharnstoffe, die besonders bei schlechter Ernährungslage erhöht ist. Hier können die Glinide wegen ihrer kurzen Halbwertzeit besser geeignet sein. Zu bedenken ist auch, dass die Hypoglykämie-Symptome im Alter schwächer ausgeprägt bzw. bei kognitiv eingeschränkten Patienten auch schwieriger zu erkennen sind.

Ihr Vater bekommt Medikamente, die zu einer Unterzuckerung führen können. Die Anzeichen sind bei älteren Menschen häufig schwierig zu erkennen. Deswegen sollten Sie regelmäßig den Blutzucker messen und darauf achten, dass er die verordneten Mahlzeiten zu sich nimmt.

Metformin darf bei Herz-, Leber- und Niereninsuffizienz nicht angewendet werden und ist deshalb bei älteren Menschen häufig nur beschränkt einsetzbar. Für Rosiglitazon ist bei Frauen ein erhöhtes Frakturrisiko nachgewiesen worden. Besonders bei Osteoporose-gefährdeten Patienten sollte daher die Verordnung überdacht werden.

Die Insulintherapie wirkt sich häufig nicht nur positiv auf die Blutzuckereinstellung aus, sondern darüber hinaus sind die anabolen Effekte bei einer vorliegenden Mangelernährung erwünscht. Mit Insulin lässt sich im Alter die Stoffwechsellage häufig einfacher beeinflussen als etwa mit Sulfonylharnstoffen.

Sie haben hier ein gut wirksames Arzneimittel gegen die Nervenschmerzen verordnet bekommen. Besonders am Anfang kann es aber passieren, dass Ihnen schwindlig wird. Deswegen sollten Sie langsam aufstehen und dafür sorgen, dass Sie sich etwa am Tisch oder am Sofa festhalten können.

Folgeschäden

Altersbeschwerden und diabetische Folgeschäden können sich gegenseitig verstärken. So kann bei Polyneuropathien Gleichgewicht und Kraft eingeschränkt sein, was das Sturzrisiko erhöht. Auch entsprechende Medikamente wie Carbamazepin oder Pregabalin, die zur Behandlung der Polyneuropathie eingesetzt werden, können Stürze fördern. Zusätzlich zu einer diabetischen Retinopathie kann die Sehkraft durch Katarakt, Glaukom oder altersbedingte Makuladegeneration verschlechtert werden. Auch kardiovaskuläre Risiken werden durch Diabetes erhöht. Medikamente, die wie nichtsteroidale Antirheumatika die Nierenfunktion verschlechtern können, sollten bei älteren Diabetikern zurückhaltend eingesetzt werden.

Durch Ihre Arthrose im Kniegelenk finden Sie es sicherlich schwierig, selbst die Füße zu untersuchen. Ich kann Ihnen eine ausgezeichnete medizinische Fußpflege empfehlen, die auch ins Haus kommt. So können Sie sich noch lange an gesunden Füßen freuen.

Bei einer eingeschränkten Mobilität sind die Patienten oft nicht in der Lage, selbst ihre Füße zu untersuchen. Hier kann eine regelmäßige medizinische Fußpflege das Risiko für diabetische Fußkomplikationen reduzieren.

Hilfsmittel

Bei der Auswahl von Blutzuckermessgeräten ist darauf zu achten, dass die Anzeige ausreichend groß und das Gerät einfach zu bedienen ist. Bei einer stark eingeschränkten Sehfähigkeit können Geräte mit Sprachausgabe verordnet werden. Bei motorischen Einschränkungen (z. B. Rheuma oder Gicht) sind Geräte zu empfehlen, bei denen die Teststreifen in das Gerät integriert sind.

Ich habe Ihnen farbige Aufkleber auf den Pens angebracht und mit der gleichen Farbe im Tagebuch die Dosierung markiert.

Der Kraftaufwand und die Komplexizität für die Bedienung von Insulinpens sind sehr unterschiedlich (siehe Kap. 5.3). Daher sollte die Auswahl besonders sorgfältig erfolgen. Wenn unterschiedliche Insuline benötigt werden (Normalinsulin zu den Mahlzeiten, Verzögerungsinsulin am Abend und am Morgen), kann eine farbliche Kennzeichnung für den Patienten hilfreich sein.

Ernährung

Ich kann gut verstehen, dass Ihre Mutter kein Obst essen will, wenn die dritten Zähne drücken. Im Babyfachgeschäft gibt es eine Glasreibe, mit der Sie auch ungekochte Äpfel zu Mus reiben können. Zusammen mit Joghurt ist das eine leicht bekömmliche Zwischenmahlzeit.

Altersspezifische Probleme können eine adäquate Ernährung bei Diabetes behindern. Bei schlecht sitzenden Prothesen können ballaststoffreiche Lebensmittel nicht richtig gekaut werden, ähnliches gilt für Obst und Gemüse. Hier helfen eine ausreichende Zerkleinerung (etwa Reiben von Äpfeln und Karotten) bzw. Einweichen von Brot in Milch oder Kaffee. Durch ansprechendes Anrichten von Mahlzeiten bzw. Würzen mit frischen Kräutern kann dem veränderten Geschmacks- und Geruchsvermögen Rechnung getragen und der Appetit angeregt werden.

Ihr Körper braucht ausreichend Flüssigkeit. Vielleicht hilft es Ihnen, wenn Sie gleich morgens eine große Thermoskanne mit Tee kochen, den Sie über den Tag verteilt trinken.

Vielfach ist im Alter der Speichelfluss reduziert, auch durch die Einnahme von anticholinergen Medikamenten. Da das natürliche Durstgefühl nachlässt, ist es besonders wichtig, auf eine ausreichende Trinkmenge zu achten. Geeignete Maßnahmen sind etwa ein Getränk zu jeder Mahlzeit, die für den Tag benötigte Trinkmenge bereits morgens bereitzustellen, eine Suppe als Vorspeise zu reichen sowie Obst und Gemüse als zusätzliche Flüssigkeitslieferanten bereitzustellen.

6.4 Therapieunterstützung in der Apotheke

Dem Patienten kommt in der Diabetes-Therapie eine wichtige Rolle zu, da er die Maßnahmen in seinem Alltag selbständig umsetzen muss. Aus diesem Grund sollten alle Patienten eine Schulung erhalten, die an ihr Krankheitsbild angepasst ist. Dabei wird nicht nur Wissen vermittelt, sondern vor allem versucht, dass der Patient seine Krankheit akzeptiert und bereit ist, seine Lebensgewohnheiten zu verändern. Er muss schließlich die Krankheit in seinen Alltag integrieren, um eine hohe Lebensqualität zu erhalten. Gerade für Typ-2-Diabetiker sind Schulungen leider noch nicht die Regel. Dem Apothekenteam kommt hier die Aufgabe zu, den Patienten aktiv darauf anzusprechen und ihn zu ermutigen, dass er bei seinem Arzt nach einer Diabetes-Schulung fragt. Gleiches gilt, wenn sich im Verlauf der Therapie herausstellt, dass der Patient weiteren Schulungsbedarf hat bzw. Hilfe bei speziellen Fragestellungen benötigt (etwa Training zur Wahrnehmung von Hypoglykämien).

Mir ist aufgefallen, dass Sie in den letzten Wochen relativ viele Fragen zur Ihrer Erkrankung hatten. Es ist gut, wenn Sie sich aktiv damit auseinandersetzen. Vielleicht würde Ihnen eine Schulung für Fortgeschrittene bei Ihrem Diabetologen noch weiterhelfen.

Im Alltag ist die Apotheke durch die häufigen Kundenkontakte prädestiniert, die Diabetestherapie zu begleiten. Dazu gehört nicht nur, Beratung zur medikamentösen Therapie anzubieten, sondern etwa auch die Nachfrage, ob der Patient mit den Arzneimitteln und Hilfsmitteln zurecht kommt. Häufig vernachlässigt wird auch die Frage nach der Lebensqualität, die für den Diabetiker durch die Konfrontation mit einer chronischen Erkrankung und eventuell bereits eingetretenen Folgeschäden eine wichtige Rolle spielt. Neben den psychischen Effekten (»Endlich fragt mal jemand, wie ich mich dabei eigentlich fühle«) können auch kleine Maßnahmen wie Hinweise auf Therapieunterstützung (etwa professionelle medizinische Fußpflege oder spezielle Hilfsmittel bei motorischer Behinderung) die Lebensqualität bedeutend verbessern.

Sie haben doch letztens erwähnt, dass Sie gar nicht mehr wissen, was Sie kochen sollen, seit Ihr Mann Diabetes hat. Ich habe hier noch eine neue Broschüre mit leckeren Rezepten, die auch für Diabetiker gut geeignet sind.

Rauchen ist ein bedeutender Risikofaktor, der Folgeschäden des Diabetes mellitus beschleunigen und verstärken kann. Die Apotheke sollte daher umfassend zu dieser Problematik informieren und den Diabetiker bei der Tabakentwöhnung beraten und unterstützen.

7 Der Diabeteskunde im HV

7.1 »Mein Messgerät zeigt komische Werte an«

Kunde: Guten Tag. Können Sie sich mal mein Blutzuckermessgerät anschauen? Das zeigt so komische Werte an.
Apothekerin: Guten Tag. Das mache ich gerne. Kommen Sie doch gleich mit in unseren Beratungsraum. Da können wir uns die Sache ungestört anschauen. Sie sagten, dass das Messgerät andere Werte anzeigt, als Sie erwartet haben?
Kunde: Ja, sonst habe ich immer Werte so um die 150. Und jetzt kommen auf einmal Werte mit 5 oder 9. Dann müsste ich doch schon lange unterzuckert sein, oder?

Bei einigen Blutzuckermessgeräten können die Werte sowohl in mg/dl als auch in mmol/l angegeben werden.

Apothekerin: Ich sehe gerade, dass man bei Ihrem Modell die Anzeige der Einheiten umstellen kann. Die Werte für die Blutzuckermessung kann man in zwei verschiedenen Einheiten angeben: Einmal in mg/dl, so wie Sie es gewöhnt sind. Dann ist aber auch noch eine andere Einheit möglich, nämlich mmol/l. Schauen Sie mal, hier habe ich eine Umrechnungstabelle: 150 mg/dl entsprechen etwa 8,3 mmol/l.
Kunde: Warum hat sich das denn umgestellt? Und woran kann ich denn jetzt erkennen, wie die Werte angezeigt werden?
Apothekerin: Vielleicht ist aus Versehen eine Taste gedrückt worden, als Sie das Messgerät transportiert haben. In der Anzeige hier wird ganz klein angezeigt, um welche Einheit es sich handelt – Sie haben Recht, dass man das wirklich schlecht sieht. Soll ich Ihnen die Anzeige auf Ihre gewohnte Einheit zurückstellen?
Kunde: Ja, das wäre gut. Sonst muss ich ja jedes Mal in der Tabelle nachschauen…
Apothekerin: So, das war's schon. Ich habe Ihnen hier auch eine Markierung in die Bedienungsanleitung gemacht, wenn Sie die Einstellung selbst ändern wollen. Wenn es noch mal Probleme gibt, kommen Sie doch einfach wieder vorbei. Wir helfen Ihnen gerne weiter.

7.2 »Mein Pen funktioniert nicht mehr«

Kundin: Guten Morgen. Ich will meinen Pen umtauschen. Der ist kaputt.
PTA: Guten Morgen. Haben Sie einen kleinen Moment Zeit? Dann schaue ich mir die Sache mal genau an. Drüben im Beratungsraum sind wir ungestört. So, können Sie mir kurz beschreiben, welche Probleme aufgetreten sind?
Kundin: Schauen Sie mal – wenn ich hier eine Einheit einstelle und dann den Auslöseknopf drücke, kommt kein Insulin raus. Dabei ist der Pen erst vier Wochen alt!
PTA: Ja, es ist wirklich ärgerlich, wenn der Pen nicht funktioniert. Darf ich mal...(schaut sich den Pen an) Ich sehe, Sie haben auch noch neue Kanülen dabei. Wir können mal probieren, ob es mit einer neuen Kanüle besser geht.

Um Infektionen des pharmazeutischen Personals zu vermeiden, sollten die Patienten bei Defekten von Pen oder Stechhilfe die Kanülen bzw. Lanzetten immer selbst entfernen.

Kundin: Ich weiß zwar nicht, was das helfen soll, wenn der Pen kaputt ist, aber wenn Sie meinen...
PTA: Wissen Sie, wie die Kanülen zu wechseln sind?
Kundin: Ja, ich schraube die alte Kanüle hier ab...Iih, das ist ja alles ganz klebrig!
PTA: Hm, es sieht aus, als ob der Pen mit Insulin verkrustet ist. Ich habe hier etwas feuchten Zellstoff, damit können Sie den Pen vorsichtig saubermachen.
Kundin: Aha, hatte ich also recht, dass da was undicht ist.
PTA: Ja, solche Undichtigkeiten können auftreten, wenn der Pen mit aufgesetzter Kanüle gelagert wird und dann starke Temperaturschwankungen auftreten. Dadurch kann sich das Insulin zusammenziehen und wieder ausdehnen und dann in der Kanüle auskristallisieren.
Kundin: Ach, vielleicht ist das heute Nacht passiert, als ich den Pen aus Versehen im Auto habe liegen lassen. Ich habe dann beim Brötchenholen den Pen mit reingenommen, und als ich mich dann spritzen wollte, ging es nicht.

Bei starken Temperaturschwankungen können sich im Pen Luftblasen bilden. Außerdem kann Insulin in der Kanüle auskristallisieren und die Pennadel verstopfen. Pens sollten daher nur ohne Pennadel gelagert und keinen schwankenden Temperaturen ausgesetzt werden.

PTA: Ja, das ist gut möglich. Sie können so etwas in Zukunft vermeiden, wenn Sie zum einen solche Temperaturschwankungen umgehen und zum anderen den Pen nur ohne Kanüle lagern. Sie sollten ja ohnehin spätestens nach einem Tag die Kanüle wechseln. So, probieren Sie doch mal, ob der Pen jetzt mit der neuen Kanüle wieder funktioniert.
Kundin: Oh ja, jetzt geht es wieder. Vielen Dank für Ihre Hilfe.
PTA: Wir sind gerne für Sie da.

7.3 »Ich vertrage wohl keinen Alkohol mehr«

Apotheker: Guten Morgen, Herr Schmidt. Haben Sie letzte Woche Ihren 60. gut gefeiert?
Kunde: Ja, wir hatten eine Menge Gäste, die schon gleich morgens zum Gratulieren gekommen sind. Aber mir ging es den ganzen Tag ziemlich schlecht.
Apotheker: Oh, das tut mir aber leid. Welche Beschwerden hatten Sie denn?
Kunde: Ich weiß auch nicht so recht. Das ganze fing an, als wir den Sekt getrunken haben. Vor lauter Gäste bin ich gar nicht richtig dazu gekommen, etwas zu essen, und dann fing es an mit Zittern und Schweißausbrüchen. Es ging ein bißchen besser, als ich dann auf Apfelschorle umgestiegen bin. Aber meine Zuckerwerte waren auch den ganzen Tag im Keller – ich musste immer wieder zwischendurch etwas essen, damit es einigermaßen ging. Vielleicht vertrage ich einfach keinen Alkohol mehr.

Alkohol kann langanhaltende und schwere Hypoglykämien auslösen. Daher sollten bei Alkoholkonsum gleichzeitig immer Kohlenhydrate zugeführt werden.

Apotheker: Ja, als Diabetiker muss man mit dem Alkohol wirklich ein bisschen aufpassen. Sie haben ja ganz richtig gemerkt, dass Sie sich dadurch unterzuckert haben.
Kunde: Das war wirklich sehr unangenehm. Aber was hat denn der Alkohol mit dem Zucker zu tun?
Apotheker: Normalerweise kann der Körper Unterzuckerungen selbst ganz gut vorbeugen, indem rechtzeitig in der Leber Zucker produziert wird. Wenn man aber Alkohol trinkt, ist die Leber dadurch schon so beschäftigt, dass sie keinen Zucker mehr herstellen kann. Und wenn man dann keine zuckerhaltigen Lebensmittel isst, kann es zu den von Ihnen beschriebenen Symptomen kommen. Deswegen ging es Ihnen nach der Apfelschorle auch besser – im Apfelsaft ist ja reichlich Zucker enthalten.
Kunde: Ja, aber mir ging es ja den ganzen Tag dann noch schlecht…
Apotheker: Der Alkohol belastet die Leber immer länger, als man denkt. Deswegen ist Alkohol für Diabetiker auch so tückisch, weil er langanhaltende Unterzuckerungen auslösen kann.
Kunde: Dann sollte ich wohl besser gar keinen Alkohol mehr trinken.
Apotheker: Es wäre zumindest gut, sich auf eine kleine Menge zu beschränken. Und besonders wichtig ist es, Kohlenhydrate dazu zu essen. Bei dem nächsten Sektfrühstück sollten Sie sich also näher zu den Schnittchen setzen…
Kunde: (lacht) Das ist doch eine gute Idee. Und vielen Dank für die Erklärung – da ist mir wirklich ein Licht aufgegangen.

8 Adressen und Links

8.1 Fachgesellschaften

- Deutsche Diabetes-Gesellschaft: www.deutsche-diabetes-gesellschaft.de
- Arbeitsgemeinschaft pädiatrische Diabetologie: www.diabetes-kinder.de

8.2 Selbsthilfegruppen

Die größte Selbsthilfeorganisation für Diabetiker ist der Deutsche Diabetiker Bund, der zahlreiche Landesgruppen unterhält (www.diabetikerbund.de). Eine Datenbank mit Selbsthilfegruppen findet sich auch unter www.diabetesgate.de

8.3 Bezugsquellen

Viele Hersteller von Antidiabetika und Hilfsmitteln bieten über die entsprechende Homepage Patientenbroschüren zum Bestellen an. Neben allgemeinen Informationen zur Erkrankung Diabetes werden auch Themen wie Ernährung, Urlaub, Autofahren, Fußpflege und soziale Aspekte angesprochen. Auch kostenlose Diabetikertagebücher und Diabetikerausweise werden angeboten. Teilweise ist eine Bestellung von größeren Mengen nur über den Bereich für Fachkreise (mit DocCheck-Passwort) möglich. Beispiele für Hersteller-Homepages:

- www.hexal.de
- www.accu-chek.de
- www.lilly-pharma.de
- www.novonordisk.de
- www.stada.de
- www.berlin-chemie.de (auch Hör-CDs)

Rotationsschablonen für die Auswahl der Injektionsstellen sind über die Firma BD zu beziehen: www.bddiabetes.de

Der Kirchheim-Verlag vertreibt den Gesundheitspass Diabetes der Deutschen Diabetes-Gesellschaft: www.kirchheim-buchshop.de

8.4 Unabhängige Internet-Portale zum Thema Diabetes

www.diabetesstiftung.org
Gemeinsame Website der Deutschen und Schweizerischen Diabetes-Stiftung, mit zahlreichen Informationen sowie einem 60-Tage-Programm für Typ-2-Diabetiker.

www.diabetes-risiko.de
Hier gibt es den Fragebogen FINDRISK, um das individuelle Risiko für Diabetes zu ermitteln.

www.diabetesde.org
Initiative des Verbandes der Diabetes-Beratungs- und Schulungsberufe in Deutschland (VDBD) und der Deutschen Diabetes Gesellschaft (DDG), Informationen für Fachleute und Patienten

www.diabetesgate.de
Informationsseite für Patienten in Zusammenarbeit mit dem Deutschen Diabetiker Bund

9 Literatur

9.1 Evidenzbasierte Leitlinien

Alle zitierten Leitlinien finden sich auf der Homepage der Arbeitsgemeinschaft der Wissenschaftlichen Medizinischen Fachgesellschaften (AWMF) unter http://leitlinien.net > Aktuelle Leitlinien (Volltext) mit Hilfe der angegebenen Registernummer.

Evidenzbasierte Ernährungsempfehlungen zur Behandlung und Prävention des Diabetes mellitus
Stand 03/2005 (AWMF 057/001)

Praxisleitlinie
Definition, Klassifikation und Diagnostik des Diabetes mellitus
Stand 12/2005 (AWMF 057/002k)

Praxisleitlinie Diabetische Nephropathie
Stand 04/2008 (AWMF 057/005k)

Praxisleitlinie Diabetische Retinopathie und Makulopathie
Stand 05/2007 (AWMF 057/006k)

Praxisleitlinie Hypertonie bei Diabetes mellitus
Stand 05/2002 (AWMF 057/007k)

Evidenzbasierte Leitlinie der DDG
Diagnostik und Therapie von Herzerkrankungen bei Diabetes mellitus
Stand 05/2006 (AWMF 057/009)

Evidenzbasierte Leitlinie der DDG
Medikamentöse antihyperglykämische Therapie des Diabetes mellitus Typ 2
Stand 10/2008 (AWMF 057/012)

Evidenzbasierte Leitlinie der DDG
Therapie des Diabetes mellitus Typ 1
Stand 05/2007 (AWMF 057/013)

Evidenzbasierte Leitlinie der DDG
Psychosoziales und Diabetes mellitus
Stand 04/2008 (AWMF 057/015)

Evidenzbasierte Leitlinie der DDG
Diagnostik, Therapie und Verlaufskontrolle des Diabetes mellitus im Kindes- und Jugendalter

Stand 04/2009 (AWMF 057/016, aktuelle Fassung unter www.diabetes-kinder.de oder auf der Homepage der DDG)
Evidenzbasierte Leitlinie der DDG
Diagnostik, Therapie und Verlaufskontrolle des Diabetes mellitus im Alter
Stand 05/2006 (AWMF 057/017)
Praxisleitlinie Diabetisches Fußsyndrom
Stand 03/2006 (AWMF 057/018k)
Praxisleitlinie Diabetische Neuropathie
Stand 05/2007 (AWMF 057/019k)
Evidenzbasierte Leitlinie der DDG
Körperliche Aktivität und Diabetes mellitus
Stand 10/2008 (AWMF 057/022)
Nationale Versorgungsleitlinie Typ-2-Diabetes
Prävention und Therapie von Netzhautkomplikationen
Stand 04/2008 (AWMF nvl/001b)
Nationale Versorgungsleitlinie Typ-2-Diabetes
Präventions- und Behandlungsstrategien für Fußkomplikationen
Stand 04/2008 (AWMF nvl/001c)

Auf der Homepage der DDG (www.deutsche-diabetes-gesellschaft.de) finden sich weitere aktualisierte Praxisleitlinien.

9.2 Allgemeine Literatur

Ang CD, Alviar MJM, Dans AL, Bautista-Velez GGP, Villaruz-Sulit MVC, Tan JJ, Co HU, Bautista MRM, Roxas AA. Vitamin B for treating peripheral neuropathy. Cochrane Database Syst Rev 2008 (3): CD004573

DiabetesDE, Deutscher Gesundheitsbericht Diabetes 2010, Kirchheim-Verlag, Mainz

Hahn A, Ströhle A, Wolters M. Ernährung. Physiologische Grundlagen, Prävention, Therapie. 2. Aufl., Wissenschaftliche Verlagsgesellschaft, Stuttgart 2006

Helmstädter I. Diabetes im Alter. Therapie dem Menschen anpassen. Pharm Ztg 153(27): 16–23, 2008

Hien P, Böhm BO. Diabetes 1 x 1. 1. Aufl., Springer Medizin Verlag, Heidelberg 2008

Kircher W. Arzneiformen richtig anwenden. 3. Aufl., Deutscher Apotheker Verlag, Stuttgart 2007

Küstner E. Kinder mit Diabetes. Die Diagnose trifft die ganze Familie. Pharm Ztg 154(46): 16–23, 2009

Look D, Strauss K. Nadeln mehrfach verwenden? Diabetes Journal 10: 31–34, 1998

Mutschler E, Geisslinger G, Kroemer HK, Ruth P, Schäfer-Korting M. Arzneimittelwirkungen. 9. Aufl., Wissenschaftliche Verlagsgesellschaft, Stuttgart 2008

Ramlo-Halsted BA, Edelmann SV. The natural history of type 2 diabetes. Clinical Diabetes 18(2): 80–84, 2000

Therapieempfehlungen der Arzneimittelkommission der deutschen Ärzteschaft, Empfehlungen zur antihyperglykämischen Therapie des Diabetes mellitus Typ 2. 2. Aufl. März 2009, Arzneiverordnung in der Praxis, Band 36, Sonderheft 1 (Therapieempfehlungen)

9.3 Arbeitshilfen und Leitlinien der ABDA und der BAK

Die ABDA und die BAK haben zahlreiche Arbeitshilfen zum Thema Diabetes für die praktische Arbeit in der Apotheke veröffentlicht. Sie finden sich unter www.abda.de > Die Apotheke > Qualitätssicherung > Leitlinien > Leitlinien und Arbeitshilfen > Pharmazeutische Betreuung

Standardarbeitsanweisungen:
Patientenberatung zur Blutzuckerselbstkontrolle
Patientenberatung zur Insulinanwendung
Ernährungsberatung von Menschen mit Diabetes
Ernährungsberatung von Typ-2-Diabetikern zur Gewichtsreduktion
Bestimmung des Taillenumfangs

Checklisten:
Qualitätssicherung der Patientenberatung zur Blutzuckerselbstkontrolle
Qualitätssicherung der Patientenberatung zur Insulinanwendung

Sonstiges:
Übersichtstabelle Blutzuckermessgeräte
Informationsbogen Blutzuckertest

Allgemeine Leitlinien zur Beratung finden sich unter www.abda.de > Die Apotheke > Qualitätssicherung > Leitlinien > Leitlinien und Arbeitshilfen > Information und Beratung Rezept
Information und Beratung des Patienten bei der Abgabe von Arzneimitteln – Erst- und Wiederholungsverordnung

Sachregister

Die Autorin

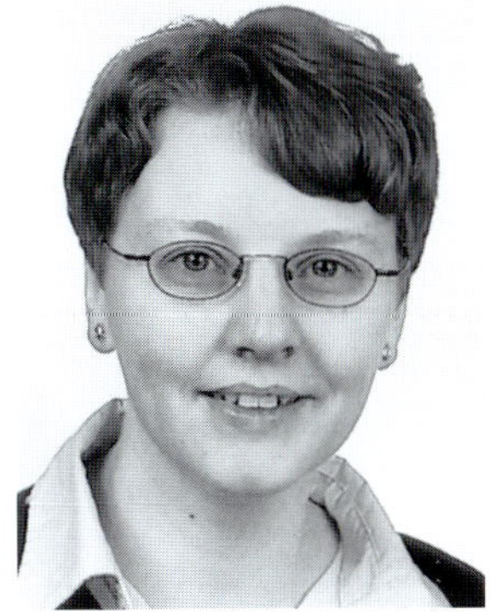

Dr. Iris Hinneburg

Dr. Iris Hinneburg studierte Pharmazie an der Philipps-Universität Marburg und erhielt 1999 die Approbation. 2004 wurde sie an der Martin-Luther-Universität Halle-Wittenberg promoviert. Nach Tätigkeiten in der öffentlichen Apotheke, der pharmazeutischen Industrie sowie in Forschung und Lehre arbeitet sie heute freiberuflich als Medizinjournalistin. Ihr Schwerpunkt ist die pharmazeutische Fortbildung.

Beratung als Herzensangelegenheit

Ich berate gerne!

Zirka 25 – 30 Millionen Menschen in Deutschland haben Bluthochdruck.
Nur die Hälfte der Personen weiß jedoch von der Erkrankung. Bei Hypertonie, Herzinsuffizienz oder Koronarer Herzkrankheit ist die Apotheke oft erste Anlaufstelle. In diesem Buch finden Sie alles Wichtige, damit das Herz Ihrer Patienten »im richtigen Takt« schlägt:

- Aufklärung zur Vermeidung von kardiovaskulären Risikofaktoren
- Beratung zur optimalen Arzneitherapie
- Serviceleistungen wie Blutdruckmessen zur Verbesserung der Compliance

Schell ins Beratungsgespräch einsteigen!

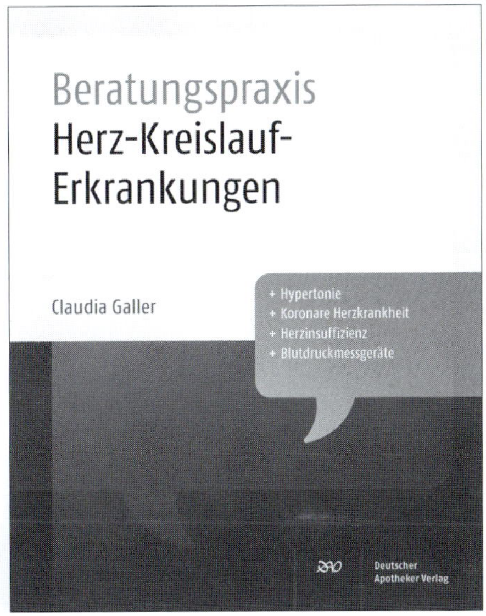

Claudia Galler
Herz-Kreislauf-Erkrankungen
168 Seiten.
9 farbige Abbildungen, 52 farbige Tabellen.
Format 17 x 21,5 cm. Kartoniert.
ISBN 978-3-7692-5115-9

Deutscher Apotheker Verlag
Postfach 10 10 61 · 70009 Stuttgart
E-Mail: service@deutscher-apotheker-verlag.de
Internet: www.deutscher-apotheker-verlag.de

Sicherheit in der Anwendung gewährleisten

Ich berate gerne!

Gerade bei Asthma oder COPD können die verordneten Arzneimittel nur dann optimal wirken, wenn die Wirkstoffe auch an den Wirkort gelangen. Nutzen Sie die Möglichkeit, Fachkompetenz zu zeigen!
Beratungspraxis Atemwegserkrankungen gibt Ihnen Hilfestellung, wie Sie Ihre Kunden gezielt ansprechen und beraten können:

- Patientengerecht zu Asthma und COPD informieren
- Kompetent zu Arzneimitteln beraten
- Inhalationsgeräte und Asthmasprays richtig anwenden

Tragen Sie zur Compliance Ihrer Patienten bei!

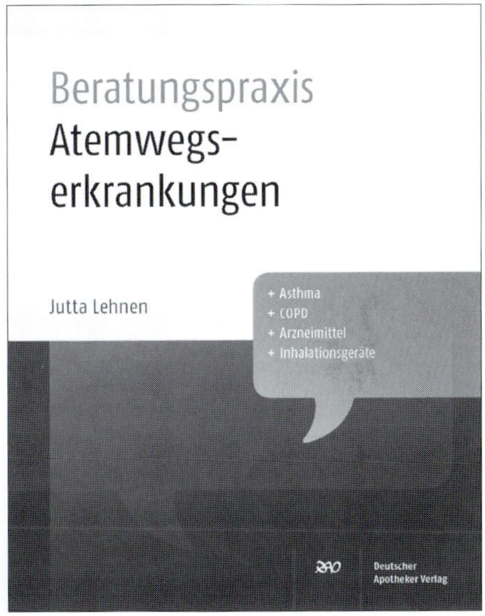

Jutta Lehnen
Atemwegserkrankungen
178 Seiten. 16 farbige Abbildungen,
55 farbige Tabellen.
Format 17 x 21,5 cm. Kartoniert.
ISBN 978-3-7692-5116-6

Deutscher Apotheker Verlag
Postfach 10 10 61 · 70009 Stuttgart
E-Mail: service@deutscher-apotheker-verlag.de
Internet: www.deutscher-apotheker-verlag.de